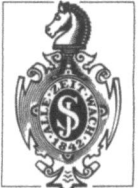

Fachschwester Fachpfleger

Gynäkologie – Geburtshilfe

U. Niehues   H. A. Hirsch

Praktische Krankenhaushygiene

Ein Leitfaden zur Verhütung
von Krankenhausinfektionen

Springer-Verlag Berlin Heidelberg GmbH
Berlin Heidelberg New York Tokyo

Professor Dr. med. Hans A. Hirsch
Universitäts-Frauenklinik
Schleichstraße 4, 7400 Tübingen

Ulrike Niehues, Hygienefachschwester
Universitäts-Frauenklinik
Schleichstraße 4, 7400 Tübingen

ISBN 978-3-540-15449-5   ISBN 978-3-662-00952-9 (eBook)
DOI 10.1007/978-3-662-00952-9

Das Werk ist urheberrechtlich geschützt. Die dadurch begründeten Rechte, insbesondere die der Übersetzung des Nachdruckes, der Entnahme von Abbildungen, der Funksendung, der Wiedergabe auf photomechanischem oder ähnlichem Wege und der Speicherung in Datenverarbeitungsanlagen bleiben, auch bei nur auszugsweiser Verwertung, vorbehalten. Die Vergütungsansprüche des § 54, Abs. 2 UrhG werden durch die „Verwertungsgesellschaft Wort", München wahrgenommen.

© by Springer-Verlag Berlin · Heidelberg 1985
Ursprünglich erschienen bei Springer-Verlag Berlin Heidelberg New York 1985

Die Wiedergabe von Gebrauchsnamen, Handelsnamen, Warenbezeichnungen usw. in diesem Werk berechtigt auch ohne besondere Kennzeichnung nicht zu der Annahme, daß solche Namen im Sinne der Warenzeichen- und Markenschutz-Gesetzgebung als frei zu betrachten wären und daher von jedermann benutzt werden dürften.

Produkthaftung: Für Angaben über Dosierungsanweisungen und Applikationsformen kann vom Verlag keine Gewähr übernommen werden. Derartige Angaben müssen vom jeweiligen Anwender im Einzelfall anhand anderer Literaturstellen auf ihre Richtigkeit überprüft werden.

Herstellung: Weihert-Druck GmbH, Darmstadt
2119/3140-543210

Vorwort

Das vorliegende Büchlein befaßt sich mit den Fragen und Themen, die im Laufe einer fast 8jährigen Tätigkeit als Hygienefachschwester an einer gynäkologisch-geburtshilflichen Klinik immer wieder aufgetreten sind. Es ist das Resultat von zahlreichen Gesprächen, Beratungen und Rundschreiben und entspricht dem vielfachen Wunsch, die wichtigsten Hygienemaßnahmen zur Verhütung von Krankenhausinfektionen kurz und praxisnah zusammenzufassen. Dieser Leitfaden stützt sich im wesentlichen auf Maßnahmen zur Verhütung von Krankenhausinfektionen, die von den Centers for Disease Control (CDC) in Atlanta, Georgia, USA, empfohlen werden, auf das Bundesseuchengesetz der Bundesrepublik Deutschland und auf verschiedene Veröffentlichungen aus den letzten Jahren. Außerdem wurden die im Literaturverzeichnis enthaltenen Fachbücher und Monographien zu Rate gezogen. Herrn Professor Dr. Botzenhart und Herrn Dr. Heeg sind die Autoren für die freundliche Durchsicht des Manuskripts und für wertvolle Anregungen zu großem Dank verpflichtet.

Sommer 1985   Ulrike Niehues
                                                        Hans A. Hirsch

Inhaltsverzeichnis

I	**Allgemeiner Teil**	1
1	Einführung in die Mikrobiologie	1
1.1	Aufbau der Bakterienzelle	1
1.2	Vermehrung der Bakterien	1
1.3	Einteilung der Bakterien	1
1.3.1	Aerobe und anaerobe Bakterien	3
1.3.2	Grampositive und gramnegative Bakterien	3
1.3.3	Kokken und Stäbchen	4
1.3.4	Pathogene und apathogene Keime	4
2	Körpereigene Bakterienflora des Menschen	4
3	Nosokomiale Infektionen	5
4	Herkunft der Infektionskeime	5
4.1	Keimquellen für Krankenhausinfektionen	5
4.2	Infektions- und Kontaktwege	5
II	**Spezieller Teil**	7
5	Händewaschen, Händedesinfektion, Noninfektion der Hände	7
5.1	Händewaschen	7
5.2	Händedesinfektion	7
5.2.1	Hygienische Händedesinfektion	7
5.2.2	Chirurgische Händedesinfektion	7
5.3	Noninfektion der Hände	9
5.4	Infektionen an der Hand	9
6	Blasenkatheterismus	9
6.1	Harnweginfektionen	9
6.2	Verhütung von Harnweginfektionen	10
6.3	Katheterisieren	10
6.4	Verweilkatheter (Dauerkatheter)	10
6.4.1	Einlegen des Verweilkatheters	10
6.4.2	Pflege des Verweilkatheters	11
6.4.3	Entfernung des Verweilkatheters	11
6.5	Anleitung zur Mittelstrahluringewinnung	12
7	Pflege chirurgischer Wunden	12
7.1	Allgemeine Richtlinien	12

7.2	Verbandwechsel	12
7.3	Kürzen von Drainagen	13
7.4	Wechseln von Saugdrainageflaschen	13
8	Intravenöse Therapie	13
8.1	Anlegen eines intravenösen Zugangs (Katheter oder Kanüle)	13
8.2	Überwachung und Pflege des intravenösen Zugangs	14
8.3	Infusionslösungen	14
8.4	Gründe zur Entfernung des intravenösen Zugangs	14
8.5	Entfernen des intravenösen Zugangs	14
8.6	Bei intravenösen Zugängen zu beachten	15
9	Präoperative Entfernung der Haare	15
9.1	Allgemeine Richtlinien	15
9.2	Entfernung der Haare bei den häufigsten operativen Eingriffen	15
10	„Abspülen" bei Wöchnerinnen	15
III	**Desinfektion und Sterilisation**	**16**
11	Allgemeines zur Desinfektion und Sterilisation	16
11.1	Definition	16
11.2	Desinfektion	16
11.3	Sterilisation	16
12	Sterilisation von Instrumenten	16
12.1	Heißluftsterilisation	16
12.2	Dampfsterilisation	17
12.3	Lagerungszeiten von Sterilisiergut	17
13	Desinfektion von Fieberthermometern	17
14	Bettenmachen und Bettendesinfektion	21
14.1	Allgemeine Gefahren	21
14.2	Bettenmachen	21
14.3	Reinigen und Beziehen der Betten nach Patientenwechsel	22
15	Raumdesinfektion	22
16	Maßnahmen im Operationsraum nach septischen Operationen	22
17	Maßnahmen bei Staphylococcus-aureus-Infektionen bei Wöchnerinnen und/oder Neugeborenen	23
18	Reinigung von Sitzbadewannen	23
19	Umgang mit Zytostatika	23
20	Gemischte Belegung mit gynäkologischen Patientinnen, geburtshilflichen Patientinnen und Wöchnerinnen	24
21	Besucherregelung auf der Wochenstation	24

22	Isoliermaßnahmen bei Wöchnerinnen und Neugeborenen	24
22.1	Definition der Isoliermaßnahmen	24
22.2	Maßnahmen bei verschiedenen Erkrankungen	25

Literatur 37

Sachverzeichnis 39

I Allgemeiner Teil

1 Einführung in die Mikrobiologie

Infektionen werden durch Mikroorganismen hervorgerufen. Erreger von Infektionskrankheiten können sein:
- Bakterien,
- bakterienähnliche Mikroorganismen, z. B. Chlamydien, Mykoplasmen,
- Pilze,
- Protozoen,
- Viren.

1.1 Aufbau der Bakterienzelle

Eine Bakterienzelle besteht aus der Zellflüssigkeit (Zytoplasma), dem Chromosomenknäuel, das das genetische Material enthält, der Zellmembran und der Zellwand. Manche Bakterien besitzen auch eine Kapsel und eine Geißel. Das Zytoplasma wird von der Zellmembran umgeben, die in eine feste Zellwand eingeschlossen ist (Abb. 1).
Einige Bakterienarten, die sog. Bazillen, bilden Sporen. Sporen sind mit einer festen Hülle umgeben und sehr widerstandsfähig gegen Hitze, Kälte und Austrocknung. Zu den Sporenbildnern gehören u. a. die Clostridien, darunter der Erreger des Wundstarrkrampfes, und die Gasbranderreger.

1.2 Vermehrung der Bakterien

Eine Bakterienzelle vermehrt sich unter günstigen Temperatur- und Nährstoffbedingungen durch Zweiteilung. Die Zeit, die eine Bakterienzelle zur Teilung benötigt, wird Generationszeit genannt. Sie ist ebenso wie die optimale Wachstumstemperatur für die einzelnen Bakterienarten verschieden.

Es gibt
a) schnell wachsende Keime:
Die Zellverdoppelung erfolgt in 20–30 min; eine positive Kultur ist nach 10–20 h nachweisbar. In diese Gruppe gehören die meisten klinisch wichtigen Infektionskeime, wie E. coli, Enterobacter, Klebsiellen, Pseudomonasarten, Staphylokokken, Neisserien u.a.;
b) mäßig schnell wachsende Keime:
Zellverdoppelung in 40–120 min; eine positive Kultur ist nach 1–4 Tagen zu erwarten. In diese Gruppe gehören u. a. Streptokokken, Clostridien, Bacteroidesarten;
c) langsam wachsende Keime:
Zellverdoppelung in 18 h; positive Kultur nach 20–21 Tagen. In diese Gruppe gehört z. B. das Tuberkelbakterium.
Um die Vermehrung von Bakterien zu verhindern, muß entweder die Zellwand angegriffen oder der Stoffwechsel der Zelle geschädigt werden. Das kann man durch Antibiotika, Desinfektionsmittel oder Hitze (Sterilisation von Instrumenten, Wäsche u. a.) erreichen.

1.3 Einteilung der Bakterien

Für klinische Zwecke lassen sich Bakterien nach 4 Eigenschaften einteilen (Tabelle 1):
a) nach ihrer *Sauerstoffverträglichkeit* in aerobe und anaerobe Keime,
b) nach ihrer *Anfärbbarkeit* mit Farbstoffen in grampositive und gramnegative Keime,

Einführung in die Mikrobiologie

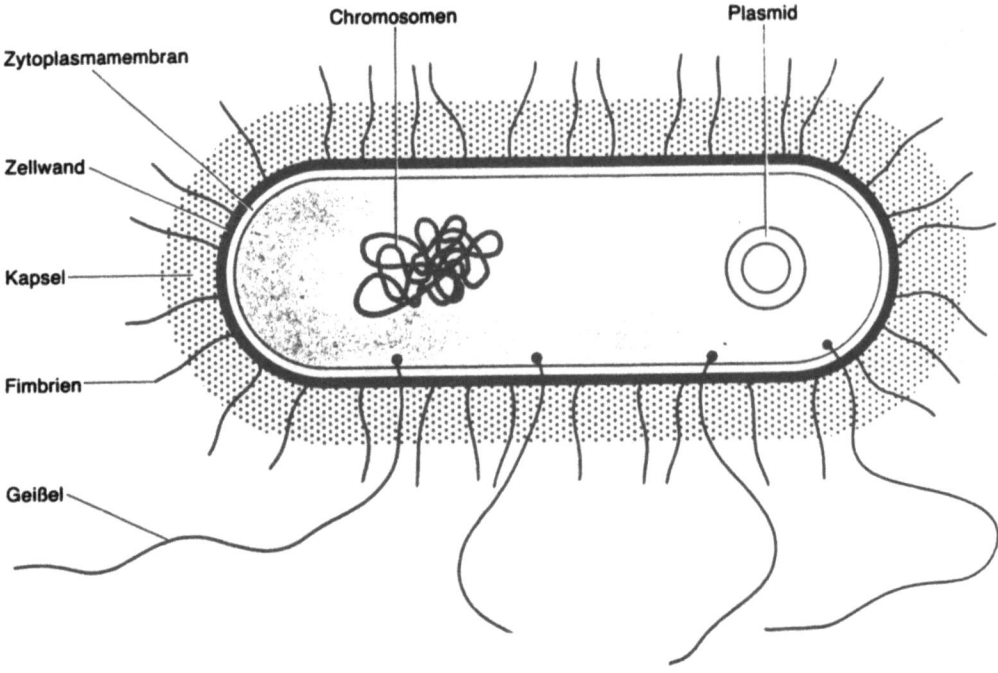

Abb. 1. Schema vom Aufbau einer Bakterienzelle. Im Zytoplasma befinden sich die Träger der genetischen Information. Das Kernäquivalent ist ein langer Faden aus zusammengeknäuelten Chromosomen. Daneben kann noch das sog. Plasmid vorhanden sein. Es kann bestimmte Funktionen steuern, wie z. B. die Toxinbildung und die Resistenz gegen Chemotherapeutika. Bewegliche Bakterienarten, z. B. Proteus und Salmonellen, haben Geißeln. Manche Bakterien besitzen die Fähigkeit, eine Makrokapsel zu bilden. Sie erhält gewöhnlich die Virulenz der Erreger, z. B. bei Pneumokokken. [Aus Klinische Visiten/Bildtafeln Thomae (1978) 105: Bakterielle Infektionen. – Text und Grafik: Prof. Dr. I. Braveny, Institut für Medizinische Mikrobiologie und Hygiene der Technischen Universität München; mit freundlicher Genehmigung des Verlags]

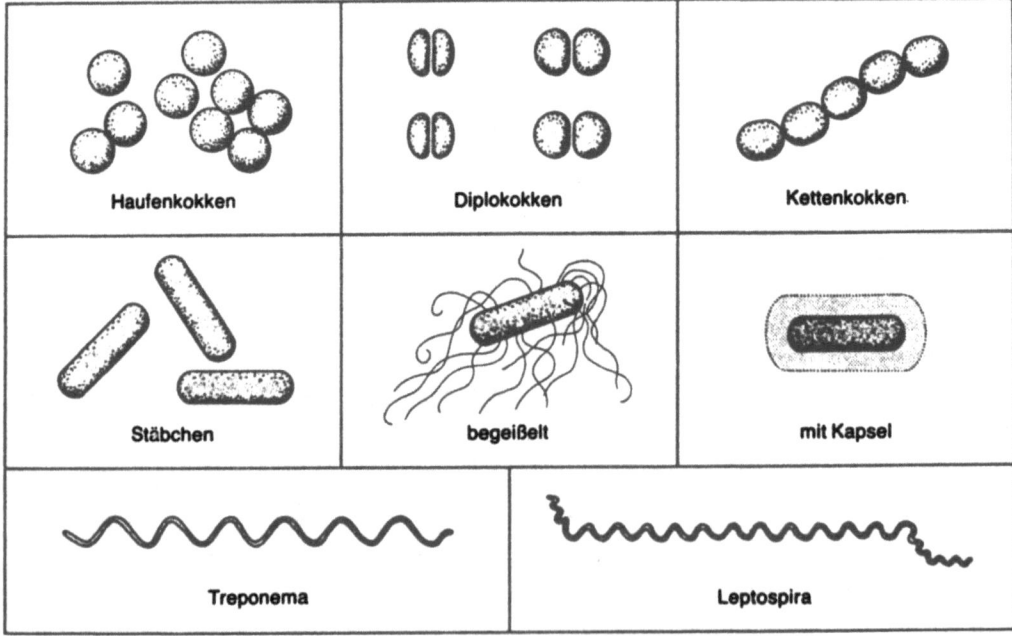

Tabelle 1. Klinisch wichtige Bakterienarten

I. Aerobe Bakterien
a) *Grampositive Bakterien*
   Kokken:
   Staphylokokken (St. aureus, St. epidermidis)
   Mikrokokken
   Streptokokken
   Enterokokken
   Pneumokokken
   Stäbchen:
   Korynebakterien
   Listerien
b) *Gramnegative Bakterien*
   Kokken:
   Gonokokken
   Meningokokken
   Stäbchen:
   E. coli
   Salmonellen
   Shigellen
   Klebsiella
   Enterobacter cloacae
   Serratia marcescens
   Proteusarten
   Pseudomonasarten

II. Anaerobe Bakterien
   Peptokokken (grampositive Staphylokokken)
   Peptostreptokokken (grampositive Streptokokken)
   Clostridien (grampositive Stäbchen)
   Proprionibakterien (grampositive Stäbchen)
   Laktobazillen (grampositive Stäbchen)
   Veillonellen (gramnegative Kokken)
   Bacteroidesarten (gramnegative Stäbchen)

c) nach ihrer *Form* in Kokken, Stäbchen und Spirochäten (Abb. 2),
d) nach ihrer *Fähigkeit, Krankheiten zu verursachen,* in pathogene und apathogene Keime.

1.3.1 Aerobe und anaerobe Bakterien

Aerobe Bakterien sind in Gegenwart von Sauerstoff lebens- und vermehrungsfähig. Die meisten von ihnen können aber auch ohne Sauerstoff auskommen. Für anaerobe Bakterien dagegen ist Sauerstoff giftig; sie sind nur in Abwesenheit von Sauerstoff lebens- und vermehrungsfähig. Manche anaerobe Keime sterben in Gegenwart des Luftsauerstoffs sehr schnell ab. Deshalb müssen Wundabstriche, Punktate und andere Untersuchungsmaterialien, die anaerobe Bakterien enthalten können, sofort nach der Entnahme in ein besonderes Transportmedium gegeben werden, wodurch der Sauerstoff der Luft ferngehalten wird. Dabei ist zu beachten, daß der Watteträger, der für den Abstrich verwendet wurde, weit genug in das Transportmedium gesteckt wird. Wird dieser Schutz vor Sauerstoff außer acht gelassen, so sind anaerobe Bakterien nicht mehr nachweisbar, was nicht selten die Ursache dafür ist, daß solche Kulturen fälschlicherweise als „steril" befundet werden.

1.3.2 Grampositive und gramnegative Bakterien

Ein weiteres Merkmal zur Unterscheidung der Bakterien ist ihr Verhalten bei der Gram-Färbung. Sie ist nach ihrem Entdecker Gram benannt. Zur Färbung der Bakterien wird der

◄ Abb. 2. Formen klinisch wichtiger Bakterienarten. Staphylokokken sind grampositive in Haufen gelagerte Kugeln (Kokken). Ebenfalls grampositiv, aber in Ketten gelagert und mehr oval sind Streptokokken. Zu den Streptokokken werden auch die lanzettförmigen, immer in Paaren (Diplokokken) gelagerten Pneumokokken gerechnet. Gramnegative Kokken sind immer in Diploform gelagert und werden als Neisserien bezeichnet (Gonokokken, Meningokokken). Die Begeißelung der Stäbchen in der Abbildung ist im Lichtmikroskop nicht sichtbar. Für die Darstellung einer Kapsel sind Spezialfärbungen erforderlich. Spirochäten sind schraubenförmige, lange und dünne Bakterien. Für Treponemen (Erreger der Lues!) ist die Gleichmäßigkeit der Windungen charakteristisch, für Leptospiren die „kleiderbügelförmig" abgebogenen Enden. [Aus Klinische Visiten/Bildtafeln Thomae (1978) 105: Bakterielle Infektionen. – Text und Grafik: Prof. Dr. I. Braveny, Institut für Medizinische Mikrobiologie und Hygiene der Technischen Universität München; mit freundlicher Genehmigung des Verlags]

Farbstoff Kristallviolett verwendet, der die Bakterien blau anfärbt. Der Farbstoff wird dann mit Alkohol abgespült. Grampositive Bakterien bleiben blau gefärbt, während gramnegative durch Alkohol entfärbt werden. Sie müssen mit einem roten Farbstoff gegengefärbt werden.

1.3.3 Kokken und Stäbchen

Runde Bakterien heißen Kokken, längliche Stäbchen. Kokken können sich zu Haufen zusammengruppieren – dann nennt man sie Staphylokokken – oder zu Ketten – dann nennt man sie Streptokokken.

1.3.4 Pathogene und apathogene Keime

Pathogene Keime in engerem Sinne können bei Kontakt (Kontamination) durch die intakte Haut oder Schleimhaut in den Körper eindringen, sich vermehren und dadurch Krankheiten erzeugen: z. B. Tuberkelbakterien durch die Lunge, Diphteriebakterien im Rachen, Typhusbakterien im Darm, Gonokokken in der Urethra und der Zervix. Diese Keime werden auch als obligat pathogene Keime bezeichnet.

Andere Keime können die intakte Haut oder Schleimhaut aus eigener Kraft nicht oder nur selten überwinden. Um Infektionen zu verursachen, müssen diese Barrieren vorgeschädigt sein, z. B. durch Verletzungen, Wunden, Operationen, durch stark schwächende Krankheiten, wie Krebs, andere Infektionen, durch Unterernährung oder zumindest durch Schädigung der körpereigenen Flora (s. u.) mit Antibiotika. Man nennt sie *fakultativ oder bedingt pathogene Keime*. Sie werden auch als „Opportunisten" bezeichnet. Dazu gehören Staphylokokken, viele Streptokokken, Kolibakterien und anaerobe Keime, wie Bacteroidesarten.

Apathogene Keime verursachen normalerweise keine Infektionen. Dazu gehören viele Keime der körpereigenen Flora – man nennt sie auch Saprophyten – und Keime aus der Umwelt des Menschen. Apathogene Keime sind u. a. Korynebakterien und Sarzinen, die zur Hautflora gehören, ebenso Laktobazillen (Döderlein-Bakterien), die zur Scheidenflora gehören. Viele dieser Keime können bei stark abwehrgeschwächten Patienten (z. B. nach ausgedehnten Operationen, schweren Infektionen oder unter Zytostatika) Infektionen verursachen. Für solche Patienten sind fast alle Keime pathogen.

2 Körpereigene Bakterienflora des Menschen

Die Haut, der obere Respirationstrakt (Nase, Rachen), der Darmtrakt (Mund, Dickdarm), der untere Genitaltrakt (Vagina und Zervix) und die Mündung der Urethra sind normalerweise von bestimmten Bakterien besiedelt: Man nennt sie die physiologische oder körpereigene Bakterienflora. Diese Keime sind für den Körper nützlich; u. a. schützen sie vor Infektionen mit fremden Keimen. Die normale, körpereigene Bakterienflora setzt sich aus einer Vielzahl von Mikroorganismen zusammen. Auf der Haut wird eine ständig vorhandene (residente) Keimflora von einer flüchtigen (transienten) Keimflora unterschieden. Die flüchtige Keimflora gelangt aus der Umgebung auf die Haut oder Schleimhaut des Individuums und besiedelt diese nur vorübergehend, ohne dadurch eine Infektion zu verursachen.

Wird die normale Flora gestört, z. B. durch Antibiotika, dann können diese vorübergehend angesiedelten Keime krankheitserregend wirken.

Der Bestand der ständig vorhandenen Flora hängt von bestimmten Bedingungen ab, wie Temperatur, Feuchtigkeit und Nährstoffen. Ändern sich diese Bedingungen und gelangen diese Keime ins Gewebe oder ins Blut, so können sie Infektionen hervorrufen: Staphylococcus aureus z. B. gehört als Saprophyt zur Haut- und Nasen-Rachen-Flora; in Wunden und Abszessen wird er zu einem gefährlichen Eitererreger.

3 Nosokomiale Infektionen

Treten Infektionen während eines Krankenhausaufenthaltes auf, so spricht man von nosokomialen, krankenhauserworbenen oder schlicht Krankenhausinfektionen (nosokomial heißt „zum Krankenhaus gehörend"). Früher waren diese Infektionen unter dem Begriff „infektiöser Hospitalismus" bekannt.

Unter nosokomialen Infektionen versteht man alle Infektionen, die in einem zeitlichen Zusammenhang mit einem Krankenhausaufenthalt stehen, unabhängig davon, ob sie durch sog. Krankenhauskeime oder durch Eigenkeime der Patienten verursacht sind. Bei unbekannter Inkubationszeit einer Erkrankung gilt jede Infektion, die nach der Krankenhausaufnahme auftritt, als krankenhauserworben.

Treten bestimmte Infektionen über längere Zeiträume immer wieder auf, so nennt man sie endemisch. Epidemien von bestimmten Infektionen mit bekannten Keimen kommen im Krankenhaus ebenfalls vor.

4 Herkunft der Infektionskeime

Nach der Herkunft der Keime werden die Infektionen eingeteilt in:

a) *endogene* Infektionen, die durch Keime der patienteneigenen Flora (Haut, Rachen, Darm, Vagina) hervorgerufen werden;
b) *exogene* Infektionen, die durch Keime aus der Umgebung des Patienten (Personal, andere Patienten mit oder ohne Infektion, Instrumente, Gegenstände, Luft) hervorgerufen werden.

Als *Kreuzinfektionen* bezeichnet man Krankenhausinfektionen, deren Keime meist innerhalb einer Abteilung von einem Patienten auf den anderen übertragen worden sind.

4.1 Keimquellen für Krankenhausinfektionen

1. Körperflora des Patienten;
2. Pflegepersonal (Ärzte, Schwestern):
   – Hände,
   – Kittel,
   – Mund, Nasen-Rachen-Raum,
   – infizierte Wunden und Ekzeme;
3. Instrumente;
4. andere Patienten:
   – Haut, Schleimhaut,
   – infizierte Wunden,
   – infektiöse Ausscheidungen;
5. Gegenstände u. a.:
   – Inhaliergeräte,
   – Bettpfannen,
   – Wäsche,
   – Eßgeschirr;
6. Speisen;
7. Luft (Tröpfchen oder Staub).

Die wichtigsten Keimquellen sind die körpereigene Flora des Patienten und das Pflegepersonal, insbesondere die Hände des Personals.

4.2 Infektions- und Kontaktwege

Die Infektionswege sind für die einzelnen Infektionen verschieden.

Harnweginfektionen sind fast ausschließlich aufsteigende Infektionen. Die Keime gelangen von der äußeren Harnröhre entweder spontan oder durch Instrumente in die Blase und von dort über die Harnleiter zu den Nieren. Krankenhausinfektionen entstehen meist im Zusammenhang mit einem Katheter, v. a. durch einen Verweilkatheter (s. dort). Beim Verweilkatheter können die Keime entweder im Hohlraum des Katheters (Katheterlumen) oder zwischen Katheter und Urethralwand aufsteigen. Besonders wichtig sind die Infektionen im Katheterlumen, die häufig durch die Hände des Personals verursacht werden und somit weitgehend verhütbar sind.

Infektionen in Operationswunden entstehen in der Regel im Operationssaal. Die Keime befinden sich entweder im Operationsgebiet (z. B. Dickdarm, Scheide oder Eiterherde), oder sie gelangen von der Haut oder durch die Luft in das Operationsgebiet. In seltenen Fällen sind unsterile Instrumente, defekte Handschuhe etc. oder unsteriles Arbeiten die Ursache von Wundinfektionen. Nach dem Verschluß der Operationswunde ist das Eindringen der Keime in der Regel nicht mehr möglich. Ausnahmen bilden die Stichkanäle der Hautnähte und Drainagen, die durch die Haut oder Schleimhäute herausgeleitet werden. Die Gefahr nimmt mit der Liegedauer der Drainage zu. Aus diesen Gründen sollten Drainagen in nichtinfiziertem Gebiet, die zur Ableitung von Wundsekret oder Blut gelegt wurden, möglichst bald, in der Regel nach 24 oder 48 h, entfernt werden.

II Spezieller Teil

5 Händewaschen, Händedesinfektion, Noninfektion der Hände

5.1 Händewaschen

Händewaschen ist eine der wichtigsten und einfachsten Maßnahmen zur Verhütung von Kreuzinfektionen.
Händewaschen ist u. a. erforderlich:
- zwischen dem Umgang mit verschiedenen Patienten,
- nach Durchführung pflegerischer Maßnahmen (z. B. Umgang mit Bettpfannen, Windeln oder Vorlagenwechsel)
- bei sichtbarer Verschmutzung der Hände,
- vor Injektionen,
- vor dem Herrichten von Medikamenten,
- nach Toilettenbenutzung.

Zum Händewaschen sollte am besten Flüssigseife verwendet werden. Seifenspender müssen vor neuen Füllungen gereinigt oder desinfiziert werden. Die Seife muß frei von pathogenen Keimen sein (Herstellergarantie).
Zum Abtrocknen der Hände sollten im Krankenhaus Einmaltücher aus Handtuchspendern benutzt werden. Nasse und kontaminierte Gemeinschaftshandtücher sind massive Infektionsquellen, die den hygienischen Effekt des Händewaschens sofort wieder zunichte machen. Für Papiertücher müssen entsprechende Abfallkörbe zur Verfügung stehen. Hautpflegemittel sollten vorhanden sein.

5.2 Händedesinfektion

Man unterscheidet die hygienische und die chirurgische Händedesinfektion.

5.2.1 Hygienische Händedesinfektion

Sie entfernt bzw. verringert die flüchtig auf der Haut angesiedelten Keime, die auch transiente Hautflora genannt werden (s. Kap. 2).

Die hygienische Händedesinfektion ist u. a. erforderlich:
- nach Kontakt mit infizierten Patienten,
- nach Kontakt mit Blut, Wundsekreten (Eiter, Lochien, Fluor) oder Exkreten (Stuhl, Urin, Sputum, Magensaft) von Patienten,
- vor Kontakt mit besonders infektionsgefährdeten Patienten,
- vor dem Einlegen eines Blasenkatheters,
- bei Manipulationen an der Eintrittspforte von venösen Zugängen.

Technik der hygienischen Händedesinfektion:
- Einreiben am besten mit einem alkoholischen Desinfektionsmittel (Tabelle 2)[1] aus einem Wandspender (die Haut der Hände muß anfangs vollständig benetzt sein).
- Nicht mit Wasser verdünnen.
- Einwirkungszeit in der Regel 30 s.
- Bei stark kontaminierten *und* verschmutzten Händen: Zuerst desinfizieren, dann waschen.

5.2.2 Chirurgische Händedesinfektion

Die chirurgische Händedesinfektion ist vor allen chirurgischen Eingriffen erforderlich. Sie

---

[1] Präparate finden sich in der jeweils gültigen „Liste der nach den Richtlinien für die Prüfung chemischer Desinfektionsmittel geprüften und von der Deutschen Gesellschaft für Hygiene und Mikrobiologie als wirksam befundenen Desinfektionsverfahren".

Händewaschen, Händedesinfektion, Vorinfektion der Hände

Tabelle 2. Hygienische Händedesinfektion. (Aus [3])

Die in der Tabelle aufgeführten Zeiten und Mengen sind Mindestwerte. Bei starker (spürbarer) Kontamination und bei Kontamination mit Tuberkulosebakterien ist die Desinfektion zweimal durchzuführen.
Dem auf den Händen verteilten Desinfektionsmittel darf Wasser erst nach Ablauf der für die Desinfektion vorgesehenen Einwirkungszeit zugesetzt werden.

Wirkstoff	Name	Anwendungsmenge [ml]	Einwirkungszeit [min]	Wirkungsbereich	Hersteller bzw. Lieferfirma
Alkohole[a]	Äthanol (DAB 8) 80 Vol.-%	3	1/2	A	
	AHD 2000	3	1/2	A	Lysoform
	Alkoholische Händedesinfektion	3	1/2	A	Hygan
	Alkoholische Händedesinfektion	3	1/2	A	Dr. Nüsken Chemie
	Alkoholisches Einreibepräparat	3	1/2	A	Braun Melsungen
	Amphisept 80	3	1/2	A	Goldschmidt
	Braunoderm	3	1/2	A	Braun Melsungen
	Desderman	3	1/2	A	Schülke & Mayr
	Desmanol	3	1/2	A	Schülke & Mayr
	Dibromoltinktur farblos	3	1/2	A	Trommsdorff
	Freka-Derm farblos	3	1/2	A	Fresenius
	Frekasept 80	3	1/2	A	Fresenius
	Hospisept	3	1/2	A	Lysoform
	Isopropanol (DAB 8) 70 Vol.-%	3	1/2	A	
	MC germisept	3	1/2	A	Medico-Chemie
	MK-Pursept Händedesinfektion	3	1/2	A	Merz
	Merfentinktur farblos	2 x 3	2	A	Zyma
	Polyalkohol Hände Antiseptum	3	1/2	A	Antiseptica
	n-Propanol (DAB 8) 60 Vol.-%	3	1/2	A	
	Proseptic	3	1/2	A	Mundipharma
	Sagrosept	3	1/2	A	Schülke & Mayr
	Satinazid	3	1/2	A	Mack
	Spitacid	3	1/2	A	Henkel
	Spitaderm	3	1/2	A	Henkel
	Sterillium	3	1/2	A	Dr. Bode & Co.
Halogene	Betaisodona-Flüssigseife forte	2 x 3	1	A	Mundipharma
	Betaisodona-Lösung	2 x 3	2	A	Mundipharma
	Chloramin T (DAB 8) 1%	2 x 3	2	AB	
Sonstige Wirkstoffe	Primasept M	3	1	A	Schülke & Mayr

[a] Die Einordnung der Präparate in diese Gruppe besagt nicht, daß die Mittel ausschließlich Alkohole als Wirkstoffe enthalten. Auskunft über weitere Wirkstoffe gibt die Deklaration des Herstellers.

Wirkungsbereiche

A   Zur Abtötung von vegetativen bakteriellen Keimen einschließlich Mykobakterien sowie von Pilzen einschließlich pilzlicher Sporen geeignet.
B   Zur Inaktivierung von Viren geeignet
C   Zur Abtötung von Sporen des Erregers des Milzbrandes geeignet.
D   Zur Abtötung von Sporen der Erreger von Gasbrand, Gasödem und Wundstarrkrampf geeignet (zur Abtötung dieser Sporen müssen Sterilisationsverfahren angewendet werden, z. B. gespannter gesättigter Wasserdampf von 120 °C bei einer Einwirkungsdauer von 20 min).

ist intensiver als die hygienische und soll die residente und transiente Hautflora (s. Kap. 2) entfernen.

Technik der chirurgischen Händedesinfektion:
- Händewaschen: Reinigen der Nägel mit einer Bürste.
- Hände gut abtrocknen.
- Hände und Unterarme 5 min lang mit Desinfektionsmittel[1] einreiben.
- Sterile Handschuhe anziehen.
- Anmerkung: Es gibt auch sog. Kombinationspräparate, die Desinfektionsmittel und Seifen enthalten; Anwendung nach Vorschrift.

5.3 Noninfektion der Hände

Bei Gefahr einer stärkeren Verunreinigung (Kontamination) der Hände sollten immer Handschuhe verwendet werden. Sie schützen die Hände vor den Keimen der Patienten ebenso wie die Patienten vor den Keimen der Hand.

a) *Tragen von sterilen Handschuhen ist erforderlich bei:*
- Berühren von offenen Wunden – saubere, aber auch infizierte (Gefahr der Superinfektion),
- Berühren von Verbänden für offene Wunden,
- Berühren von Drainagen, Venenkathetern und Kanülen an den Durchtrittsstellen der Haut.

b) *Tragen von unsterilen Einmalhandschuhen ist zu empfehlen bei:*
- Entfernen von Verbänden, Vorlagen, Wunddrains, Magensonden, Dauerkathetern, Darmrohr;
- Entfernen von stuhl- oder urinbeschmutzter Wäsche;
- Betten und Pflege von infizierten und inkontinenten Patienten;
- Auflösen, Aufziehen und Spritzen von Zytostatika.

5.4 Infektionen an der Hand

- Eitrige Prozesse an den Händen (Nagelinfektionen, Panaritien, Abszesse, eiternde Schnitt- oder Verbrennungswunden) setzen Krankheitserreger frei.
- Wegen der damit verbundenen Infektionsgefahr besteht eine Kontraindikation für jede ärztliche und pflegerische Tätigkeit.

6 Blasenkatheterismus

6.1 Harnweginfektionen

Harnweginfektionen sind die häufigsten nosokomialen Infektionen. Im Durchschnitt erwerben 1,5–5% aller Klinikpatienten im Laufe ihres Krankenhausaufenthaltes eine Harnweginfektion. Harnweginfektionen werden oft durch Katheterisieren hervorgerufen. Besonders häufig sind sie beim Verweilkatheter. Die Bakterien können beim Katheterismus auf verschiedenen Wegen in die Blase gelangen (Abb. 3):
- mit der kontaminierten Katheterspritze,
- zwischen Katheter und Urethralwand,
- im Katheterlumen,
- bei Unterbrechung des Urinableitungssystems.

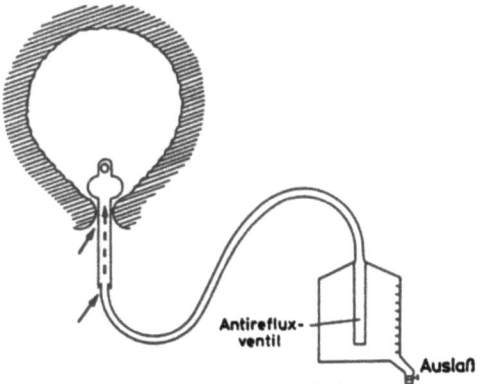

Abb. 3. Schema eines geschlossenen Ableitungssystems beim Blasenverweilkatheter. Die Pfeile bezeichnen die wichtigsten Eintrittspforten für Bakterien als Erreger von Harnweginfektionen [Aus Hirsch HA (1978) Infektionen der Blase, Ureteren und Nieren. In: Käser, Friedberg, Ober, Thomsen, Zander (Hrsg) Gynäkologie und Geburtshilfe, Band III. Thieme, Stuttgart. Mit freundlicher Genehmigung des Verlags]

6.2 Verhüten von Harnweginfektionen

Möglichkeiten zur Vermeidung von Harnweginfektionen sind:
- Vermeiden des Katheterisierens; Ausschöpfen der Möglichkeiten zur Spontanmiktion.
- Wenn möglich, Einmalkatheterismus anstelle eines Verweilkatheters.
- Nicht zu dicke Katheter wählen (Traumatisierung der Harnröhre).
- Katheterisieren oder Einlegen eines Dauerkatheters unter sterilen Kautelen.
- Steriles geschlossenes Urinableitungssystem mit Auslaßöffnung und Rückflußsperre zur Verhinderung der Keimaszension vom Urinbeutel in die Harnblase (Abb. 3).
- Auf freien Urinabfluß achten.
- Urinbeutel nie über Blasenniveau anheben.
- Urinbeutel regelmäßig entleeren.
- Wenn Blasenspülungen notwendig (z. B. bei Blutung in die Blase): geschlossenes System mit doppelläufigem Katheter sowie sterile Spülflüssigkeit verwenden.
- Entfernen des Verweilkatheters sobald wie möglich.

Vorteile des geschlossenen Ableitungssystems
1. Die Kontaminationsgefahr des Urins wird verringert durch:
   - ein Auslaßventil am Ende des Beutels,
   - Entnahme von Urin für bakteriologische und chemische Untersuchungen durch eine Punktionsstelle im Schlauchsystem nach vorheriger Desinfektion.
2. Das Rückflußventil verhindert weitgehend den Reflux von infiziertem Urin aus dem Auffangbeutel in die Blase.

Eine Unterbrechung des Ableitungssystems durch Trennung des Urinbeutels vom Blasenkatheter ist unter diesen Umständen nur selten erforderlich, d. h. wenn tatsächlich ein Urinbeutel gewechselt werden muß (defekter Beutel).

6.3 Katheterisieren

a) *Benötigtes Material*
- Einmalkatheter (jeweils einen Ersatzkatheter bereitlegen),
- verpacktes Einmalset oder sterile Nierenschale mit Tupfer für das Schleimhautdesinfektionsmittel,
- Schleimhautdesinfiziens (z. B. wäßrige Polyvidon-Jod-Lösung),
- sterile Handschuhe,
- Gefäß für bakteriologische Untersuchung und/oder Auffanggefäß für Restharnbestimmung.

b) *Technik*
- Einmalset öffnen.
- Sterile Handschuhe anziehen.
- Labien spreizen, 2- bis 3mal mit einem frischen polyvidongetränkten Tupfer die Haut um die Harnröhre von vorn nach hinten säubern; mit einem weiteren Tupfer die Harnröhre abtupfen.
- Katheter einführen, nicht mit der Hand kontaminieren. Bei Berührung der Haut oder versehentlichem Einführen des Katheters in die Scheide einen neuen Katheter nehmen.
- Urin für bakteriologische Untersuchungen auffangen.
- Nach Entleeren der Blase Katheter mit äußerer Öffnung nach unten entfernen.

6.4 Verweilkatheter (Dauerkatheter)

6.4.1 Einlegen des Verweilkatheters

a) *Benötigtes Material*
- Dauerkatheter (jeweils einen Ersatzkatheter bereitlegen),
- steriles Tuch als Unterlage,
- verpacktes Einmalset oder sterile Nierenschale mit Tupfer für das Desinfektionsmittel,
- Schleimhautdesinfiziens (z. B. wäßrige Polyvidon-Jod-Lösung),
- sterile Handschuhe,

- Gefäß für bakteriologische Untersuchung oder Auffanggefäß für Resturinbestimmung,
- Spritze und 1 Ampulle mit Kochsalzlösung oder Aqua dest. zum Blocken des Dauerkatheters,
- Heftpflaster zum Fixieren des Verweilkatheters.

b) *Technik*
(nach Möglichkeit mit Hilfsperson zum Anreichen)
- Steriles Tuch unter das Gesäß legen.
- Sterile Tupfer, Nierenschale oder Einmalset, Spritze und Katheter, von dem die äußere Hülle entfernt wurde, auf das Tuch legen.
- Sterile Handschuhe anziehen.
- Spritze mit Kochsalz oder Aqua dest. aufziehen, evtl. mit Hilfsperson oder selbst aus schon geöffneter Ampulle (Ampulle nicht mit sterilen Handschuhen berühren).
- Labien spreizen, 2- bis 3mal mit je einem frischen polyvidongetränkten Tupfer die Haut um die Harnröhre von vorn nach hinten säubern; mit einem weiteren Tupfer die Harnröhre abtupfen.
- Katheter am besten mit Pinzette einführen, nicht kontaminieren. Bei Berührung der Haut oder versehentlichem Einführen des Katheters in die Scheide einen neuen Katheter nehmen.
- Dauerkatheter blocken.
- Urin für bakteriologische Untersuchung auffangen, Urinbeutel anschließen.
- Katheter am Oberschenkel fixieren.

6.4.2 Pflege des Verweilkatheters

- Angeblutete Katheter mit einem Desinfiziens oder mit Seife reinigen, Fixierungspflaster erneuern.
- Darauf achten, daß Urinableitungssystem nicht auf dem Boden hängt.
- Muß der Katheter wegen Verstopfung angespült werden, sterile Kautelen beachten. Zum Spülen physiologische Kochsalzlösung aus kleinen Ampullen verwenden:
  • Hygienische Händedesinfektion,
  • Steriles Tuch unterlegen.
  • Verbindung von Katheter und Urinbeutel desinfizieren.
  • Sterile Handschuhe anziehen.
  • Verbindung von Katheter und Urinbeutel lösen.
  • Katheter anspülen, Urinbeutel wieder anhängen.
- Bei länger liegendem Verweilkatheter Wechsel nur, wenn im Katheter Inkrustierungen zu spüren sind.
- Patienten mit Verweilkatheter und Harnweginfektion von solchen ohne Harnweginfektion spearieren.
- Hygienische Händedesinfektion vor und nach jeder Manipulation am Katheter oder Drainagesystem.

6.4.3 Entfernung des Verweilkatheters

- Benötigt wird eine Spritze zum Entblocken und ein Urinbecher für die Bakteriologie.
- Handschuhe anziehen.
- Urin entweder über eine Punktionsstelle nach vorheriger Desinfektion oder direkt aus dem Katheter (nicht aus dem Urinbeutel) entnehmen.
- Fixierungspflaster entfernen.
- Entblocken.
- Entfernen des Katheters.
- Bei Pflasterrückständen Säuberung der Haut.

Wichtig:

• Vor und nach dem Katheterisieren oder Legen eines Dauerkatheters sowie vor dem Anspülen eines verstopften Katheters hygienische Händedesinfektion.
• Entnahme von Urin nur nach vorheriger Desinfektion der Punktionsstelle.
• Wird bei mehreren Patientinnen Urin aus dem Beutel abgelassen, so ist es notwendig, nach jeder Patientin einen Handschuhwechsel vorzunehmen, um Kreuzinfektionen zu vermeiden.

6.5 Anleitung zur Mittelstrahluringewinnung

- Hände waschen.
- Einmaltuch aus dem Spender entnehmen, anfeuchten und Flüssigseife darauf geben.
- Die Mündung der Harnröhre und Umgebung waschen, mit Wasser abspülen und mit einem Einmaltuch abtrocknen.
- Urinbecher in eine Hand nehmen, mit der anderen Hand die Schamlippen spreizen.
- Zunächst etwas Urin in die Toilette fließen lassen und dann Urinstrahl mit dem Urinbecher auffangen.
- Becher verschließen, abwischen und mit Namen versehen; dabei die Innenseite des Bechers nicht berühren.

- Wird ein Verbandwagen benutzt, muß eine ausreichende Arbeitsfläche und die Möglichkeit des Abwurfs (Entsorgung von Instrumenten und Einmalmaterial) vorhanden sein. Die Arbeitsfläche des Wagens muß täglich gereinigt und desinfiziert werden. Die Verwendung des Tablettsystems oder eines kleinen fahrbaren Tisches ist günstiger als ein konventioneller Verbandwagen.
- Werden Mehrfachbehälter verwendet, so müssen sie bei Gebrauch täglich sterilisiert werden.
- Standgefäße und Entnahmegeräte trocken aufbewahren.
- Bei infizierten Wunden keinen Verbandwagen benutzen! Genügend Material im Zimmer der Patientin vorrätig halten.

7 Pflege chirurgischer Wunden

7.1 Allgemeine Richtlinien

- Tragen von Handschuhen
  a) um Patienten vor Krankheitserregern von der Hand des Personals zu schützen,
  b) um Kreuzinfektionen von Patient zu Patient zu verhindern,
  c) um sich selbst vor Krankheitserregern zu schützen.
- Nichtinfizierte, trockene Wunden immer zuerst verbinden, eitrige oder nässende Wunden zuletzt.
- Zur Vermeidung von Tröpfcheninfektionen nicht über der Wunde sprechen.
- Lange Haare (der Pflegeperson) zusammenbinden oder Kopfbedeckung tragen.
- Bei infizierten und offenen Wunden Kopfbedeckung und Mundschutz tragen.
- Um die Wunde vor Luftkeimen zu schützen, Fenster beim Verbandwechsel schließen. Aus dem gleichen Grund darf unmittelbar vor und während des Verbandwechsels im Zimmer nicht geputzt werden.
- Zum Verbinden der Wunde sind Einmalsets den Mehrfachbehältern (Trommeln, Instrumentenkästen, Standgefäß mit Entnahmezange) vorzuziehen.

7.2 Verbandwechsel

(nach Möglichkeit mit Hilfsperson, die den unsterilen Teil der Tätigkeit übernimmt)
- Lange Haare (der Pflegeperson) zusammenbinden oder Kopfbedeckung tragen.
- Hände waschen.
- Bei infizierten Wunden Schutzkittel tragen.
- Abfallbeutel geöffnet bereitstellen.
- Handschuhe anziehen, Pflaster und Kompressen entfernen; für Steristrips evtl. anatomische Pinzette verwenden.
- Alte Verbände und anderen Abfall direkt in endgültigen Abfallbehälter (z. B. Plastikbeutel) geben und im Zimmer verschließen.
- Handschuhwechsel: jetzt sterile Handschuhe (Handschuhwechsel entfällt bei Verbandwechsel durch 2 Personen).
- Die Haut um die Wunde herum mit alkoholischem Desinfektionsmittel reinigen. Dazu sterile Kompressen verwenden.
- Vor dem Berühren von Sprayflaschen, Salben oder Puderdosen Handschuhe auszuziehen (Kontamination der Medikamentenbehälter). Danach (frische) sterile Handschuhe anziehen (erübrigt sich bei 2 Personen).
- Kompressen auf die Wunde legen, mit Pflaster fixieren.

- Instrumente in Instrumentendesinfektionsmittel legen.
- Hände waschen.
- Verbandwagen und Arbeitsfläche säubern und desinfizieren.

Zu beachten:
Polyvidon-Jod-Salbe verliert nach ca. 3 h die Wirksamkeit, wenn sie auf nässende Wunden aufgetragen wird.

7.3 „Kürzen" von Drainagen

- Sterile Kompressen, sterile anatomische Pinzette, Schere, Handschuhe, Pflaster oder Klebespray bereitstellen.
- Hände waschen.
- Handschuhe anziehen.
- Pflaster und Kompressen entfernen.
- Abfall direkt in endgültige Abfallbehälter geben.
- Die Haut um den Drainageaustritt mit steriler Kompresse und einem Desinfektionsmittel reinigen.
- Evtl. Fixierungsnaht des Drains mit steriler Schere durchtrennen.
- Handschuhe wechseln.
- Drain mit steriler Pinzette oder mit der Hand etwas herausziehen (frische sterile Handschuhe, wenn der Drain mit der Hand angefaßt wurde).
- Sterile Kompressen, evtl. Schlitzkompressen, um das Drain legen und mit Pflaster oder Klebespray fixieren.
- Instrumente in Instrumentendesinfektionsmittel legen.
- Hände waschen.

7.4 Wechseln von Saugdrainageflaschen

Flaschen von Saugdrainagen sollten nur dann gewechselt werden, wenn sie mit Flüssigkeit gefüllt sind oder kein Vakuum mehr existiert. Sonst dieselbe Flasche belassen und täglich nur die neu zugeflossene Flüssigkeitsmenge notieren.

- Neue Saugdrainageflasche mit Vakuum und Desinfektionsspray bereitstellen.
- Hände waschen.
- Handschuhe anziehen.
- Alte Flasche vom Verbindungsschlauch entfernen.
- Besprühen des Schlauchendes und des Ansatzschlauches der neuen Flasche mit Desinfektionsspray.
- Neue Flasche anschließen.
- Menge des Sekrets oder Bluts in der entfernten Flasche notieren, dann erst Inhalt vernichten.
- Saugdrainageflaschen in Instrumentendesinfektionsmittel einlegen.
- Hände waschen.

8 Intravenöse Therapie

Infektionen sind häufige Komplikationen bei intravenösen Verweilkathetern. Ihre Häufigkeit hängt vom Ort und von der Art des Zugangs, der Art der Infusionsflüssigkeit und der Verweildauer ab.
Zentralvenenkatheter sollten entfernt werden, wenn sie medizinisch nicht mehr indiziert sind. Tritt Fieber auf, so muß immer an eine Kathetersepsis gedacht werden. Wenn kein anderer Grund für das Fieber erkennbar ist, muß der Zentralvenenkatheter entfernt werden.

8.1 Anlegen eines intravenösen Zugangs (Katheter oder Kanüle)

- Hände waschen, hygienische Händedesinfektion.
- Desinfizieren der Einstichstelle und Umgebung (Einwirkungszeit 1 min!).
- Einlegen des zentralen Venenkatheters mit sterilen Handschuhen und steriler Abdeckung.
- Katheter und Kanüle nach dem Legen mit Pflaster fixieren, um ein Hin- und Herrutschen des Katheters zu vermeiden, wodurch der Eintritt von Bakterien begünstigt wird.
- Beim Venenkatheter Einstichstelle mit sterilen Kompressen abdecken.

Intravenöse Therapie

- Bei unruhigen Patienten Arm auf einer Schiene lagern.
- Datum und Zeitpunkt des Anlegens notieren.

8.2 Überwachung und Pflege des intravenösen Zugangs

- Tägliche Palpation der Einstichstelle und des Venenverlaufs: Mit Blut oder Infusionsflüssigkeit durchnäßte Verbände oder Pflaster müssen gewechselt werden, da feuchte Verbände ein guter Nährboden für viele Bakterienarten sind.
- Beim zentralen Venenkatheter ist ein regelmäßiger Verbandwechsel erforderlich (alle 2–3 Tage).
- Infusionssysteme 48stündlich wechseln; Systeme zur Messung des zentralen Venendrucks alle 24 h wechseln.
- Infusionen sollten innerhalb von 24 h infundiert sein; gemischte und Hyperlimentationslösungen sowie Serum innerhalb von 12 h (sonst Gefahr der Keimvermehrung in der Infusionsflüssigkeit).

8.3 Infusionslösungen

- Vor Verwendung Infusionsflaschen auf Unversehrtheit und Trübung prüfen.
- Infusionen erst kurz vor dem Verwenden gebrauchsfertig machen.
- Medikamentöse Zusätze unmittelbar vor dem Anhängen der Infusion beimischen oder bei laufender Infusion möglichst im Bypass verabreichen.
- Zugegebene Medikamente auf der Flasche notieren.
- Falls die Infusion nicht läuft, nicht Einmalkanülen zur Belüftung in die Flasche stechen, da die Gefahr besteht, daß Luftkeime in die Infusion eindringen und sie kontaminieren.
- Belüftungskanülen bei schlecht laufenden Infusionen verwenden; das Durchspülen des Katheters/der Nadel zur Verbesserung des Durchflusses sollte vermieden werden.

- Gummistopfen vor dem Anschluß der Infusionsleitung desinfizieren.
- Jede Trübung oder Bildung von Kristallen erfordert das sofortige Abstellen der Infusion.
- Infusionsflaschen genügend hoch hängen, um zu verhindern, daß:
  • die Infusion zum Stehen kommt,
  • Blut in das Infusionssystem zurückfließt,
  • die Kanüle durch geronnenes Blut verstopft wird.

8.4 Gründe zur Entfernung des intravenösen Zugangs

- Subkutane Infiltration (ödematöse Schwellung) um oder oberhalb der Einstichstelle,
- Entzündungszeichen (Rötung) an der Einstichstelle oder am Verlauf der Vene,
- Austritt von Infusionsflüssigkeit aus der Einstichstelle,
- Auftreten eines Hämatoms,
- eitrige Sekretion aus der Einstichstelle,
- Auftreten von Fieber unklarer Genese (Benachrichtigung des Arztes).

8.5 Entfernen des intravenösen Zugangs

- Hände waschen, Handschuhe zum Eigenschutz anziehen (Hepatitisgefahr).
- Bei Venenkathetern Einstichstelle desinfizieren.
- Katheter erst ziehen, wenn Einstichstelle wieder trocken ist (falsch negative bakteriologische Befunde durch Desinfektionsmittelrückstände).
- Nach Entfernen des Katheters oder der Kanüle Einstichstelle mit Tupfer komprimieren.
- Einstichstelle mit Pflasterverband versorgen.
- Bei Rötung und/oder Schwellung Alkoholverband oder abschwellende Salbe um die Einstichstelle.
- Bei Sepsisverdacht Katheterspitze zur bakteriologischen Untersuchung einschicken: Katheterspitze mit steriler Schere abschneiden und in ein steriles Gefäß geben.

8.6 Bei intravenösen Zugängen zu beachten

- Blutdruckmessen immer am infusionsfreien Arm.
- Zur Blutabnahme für Blutkultur andere Einstichstelle benutzen.

9 Präoperative Entfernung der Haare

9.1 Allgemeine Richtlinien

Durch Rasieren entstehen praktisch immer kleinere oder größere Hautverletzungen, die das Eindringen von Hautkeimen begünstigen und nach einigen Stunden oberflächliche Hautinfektionen verursachen. Dadurch können bei der Operation Wundinfektionen entstehen, insbesondere wenn die Rasur schon mehrere Stunden (Abend vorher!) zurückliegt. Weniger infektionsgefährdend und schonender für die Patienten ist die Enthaarung mit einer Enthaarungscreme (Depilationscreme). In seltenen Fällen kommen allerdings allergische Reaktionen vor.

Um diese Infektionsquelle zu vermeiden:
- Haare soweit wie möglich belassen oder nur mit der Schere kürzen (s. u.).
- Haare im unmittelbaren Operationsgebiet möglichst mit Enthaarungscreme entfernen.
- Wenn eine Rasur unumgänglich ist, erst unmittelbar vor der Operation rasieren – keinesfalls am Abend vorher.
- Sterile Einmalrasierapparate verwenden.
- Wird ein Rasiermesser verwendet, so muß es nach Gebrauch desinfiziert und sterilisiert werden.

9.2 Entfernung der Haare bei den häufigsten operativen Eingriffen

- *Kleine vaginale Eingriffe (Abrasio), Marsupialisation und Geburten:*
  Haare belassen und nur überlange Haare mit der Schere kürzen.
- *Vaginale Hysterektomien, vaginale Inkontinenzoperationen:*
  - Schamhaare an der Vulva mit der Schere kürzen.
  - Suprapubische Haare belassen.
- *Laparotomien:*
  - Haare an der Vulva belassen.
  - Suprapubische Haare mit einer Enthaarungscreme entfernen. Bei Allergie der Patientin auf Enthaarungscreme erst am Operationstag rasieren.
- *Vulvektomie:*
  - Sämtliche Schamhaare mit Enthaarungscreme oder Rasur entfernen.
- *Mastektomie:*
  - Bei sehr starker Achselbehaarung zuerst Haare mit der Schere kürzen, dann mit Enthaarungscreme entfernen.
  - Bei bekannter Allergie rasieren.

10 „Abspülen" bei Wöchnerinnen

Das Abspülen des Damms bei Wöchnerinnen ist keine Desinfektionsmaßnahme. Der Damm und evtl. die Dammnaht sollen lediglich von Blut, Wochenfluß und Schweiß gereinigt werden. Diese Maßnahme gehört in den Bereich der Körperpflege im Wochenbett. Dadurch wird zugleich ein Teil der Keime am Damm entfernt, was übrigens auch durch andere Waschmaßnahmen oder durch Duschen erreicht werden kann. Würde dazu ein Schleimhautdesinfektionsmittel verwendet, so müßte es längere Zeit einwirken können, um seine Desinfektionswirkung zu entfalten. Das ist jedoch beim Abspülen nicht der Fall, da der Damm sehr schnell wieder mit dem keimhaltigen Wochenfluß verunreinigt wird. Deshalb genügt es zur Verbesserung des Reinigungseffektes mit Wasser verdünnte Waschlotionen zu verwenden.

III Desinfektion und Sterilisation

11 Allgemeines zur Desinfektion und Sterilisation

11.1 Definition

Desinfektion heißt, Gegenstände und Körperoberflächen in einen Zustand zu versetzen, in dem sie nicht mehr infizieren können (gezielte Entkeimung).

Sterilisation heißt Abtöten oder Entfernen aller lebensfähigen Mikroorganismen einschließlich der Sporen (steril = keimfrei).

11.2 Desinfektion

— Zur Desinfektion von Händen, Flächen, Instrumenten und Exkrementen werden im Krankenhaus meist chemische Wirkstoffe verwendet.
— Welche Desinfektionsmittel in der Bundesrepublik zugelassen sind, ist zu ersehen aus
  a) der Liste des Bundesgesundheitsamtes (BGA), die Mittel für Desinfektionsmaßnahmen aufgrund des Bundesseuchengesetzes enthält (Tabelle 3, s. S. 18);
  b) der Liste der Deutschen Gesellschaft für Hygiene und Mikrobiologie (DGHM), die neben den Desinfektionsmitteln der BGA-Liste weitere geprüfte Mittel enthält.
— Bei den Desinfektionsmitteln müssen Konzentrationen und Einwirkungszeit genau beachtet werden, damit die Wirksamkeit gewährleistet ist.
— Instrumente müssen immer zuerst desinfiziert, dann gereinigt werden.
— Instrumente können auch durch Spülen mit heißem Wasser (80 °C oder mehr) im automatischen Desinfektions- und Reinigungsapparat desinfiziert werden.

11.3 Sterilisation

— Um einen Gegenstand völlig keimfrei zu machen, gibt es
  a) physikalische Verfahren:
     • Dampfsterilisation,
     • Heißluftsterilisation,
     • Sterilisation mit ionisierenden Strahlen,
     • Filtration;
  b) chemisch-physikalische Verfahren:
     • Äthylenoxidsterilisation,
     • Formaldehydsterilisation;
  c) chemische Verfahren:
     • Sterilisation mit mikrobiziden Lösungen.
— Die verschiedenen Sterilisationsverfahren können hier im einzelnen nicht näher erläutert werden. In den folgenden Kapiteln werden lediglich Hinweise auf häufige Fehlerquellen gegeben.

12 Sterilisation von Instrumenten

12.1 Heißluftsterilisation

— Instrumente trocken einlegen. Bei feuchten Instrumenten muß zuerst das Wasser durch die Hitze verdampfen. Diese Zeit geht dem eigentlichen Sterilisationsvorgang verloren.

Eine ausreichende Sterilisation ist dann nicht mehr gewährleistet.
- Angaben über die Betriebszeit an den verschiedenen Sterilisatoren beachten [Standardbedingungen: 180 °C, 30–60 min Einwirkungszeit (ohne Anheizzeit)].
- Keine Wäsche, Tupfer, Gummi, Plastik oder Papier in Heißluft sterilisieren.
- Instrumentenkästen mit *geöffnetem Deckel* sterilisieren. Bei geschlossenem Deckel muß die Sterilisierzeit erhöht werden.
- Verpackungseinheiten dürfen nicht übereinander liegen, da die Heißluft nicht gleichmäßig an das Sterilisiergut gelangt.
- Einige Heißluftsterilisatoren besitzen seitlich Belüftungsklappen. Diese dürfen nicht zum schnelleren Abkühlen des Inhalts geöffnet werden, da sonst Keime der Außenluft eindringen und das Sterilisiergut kontaminieren können.

12.2 Dampfsterilisation

- Darauf achten, daß der Autoklav nicht zu dicht beschickt wird, da sonst die notwendige Dampfzirkulation beeinträchtigt wird.
- Filter in Trommeln und Instrumentenkästen müssen regelmäßig gewechselt werden. Dunkelbraun verfärbte Filter lassen den Dampf nicht eindringen.
- Siebe, die mit einem Baumwolltuch verpackt werden, doppelt verpacken.
- Baumwolltücher, die häufig sterilisiert werden, werden mit der Zeit porös; der Wasserdampf wird nicht mehr aufgesogen. Er schlägt sich als Wasser nieder, das den Sterilisiervorgang behindert.
- Instrumente, die in Folie verpackt und eingeschweißt werden, sollten aus Sicherheitsgründen 2 parallele Schweißnähte erhalten.
- Sterilisierzeiten (Standardbedingungen): 120 °C, 1 atü, 30 min, 134 °C, 2 atü, 10 min.

12.3 Lagerungszeiten von Sterilisiergut

- Sterilisiergut sollte möglichst nicht in offenen Regalen, sondern in Schränken gelagert werden.
- Nach einer unverbindlichen (allerdings sehr restriktiven) Empfehlung von Adam [1] können folgende Lagerungszeiten zugrunde gelegt werden:

a) Bei einfacher Verpackung in

	Lagerung im	
	Regal	Schrank
Behältern	1 Tag	14 Tage
Papier	1 Tag	14 Tage
Tücher	–	–

b) Bei doppelter Verpackung in

	Lagerung im	
	Regal	Schrank
Behältern	14 Tage	56 Tage
Papier	14 Tage	56 Tage
Tüchern	7 Tage	21 Tage

13 Desinfektion von Fieberthermometern

- Individuelle Fieberthermometer ohne Desinfektionslösungen in trockenen Behältern am Krankenbett aufbewahren.
- Nach jedem Gebrauch Thermometer mit Alkoholtupfer abwischen.
- Einmal wöchentlich bzw. nach Entlassung der Patientin Thermometer *und Behälter* in Desinfektionslösung einlegen, die auch virusabtötend wirkt (wichtig für Hepatitisvirus, das durch Speichel übertragen werden kann); Konzentration und Einwirkungszeit beachten.
- Fieberthermometer und Behälter nach der Desinfektion abspülen (Schleimhautverätzung durch Desinfektionsmittel).

Desinfektion

Tabelle 3. Chemische Mittel und Verfahren zur Wäschedesinfektion, Scheuerdesinfektion, Desinfektion von Ausscheidungen. (Aus [3])

Die Gebrauchsverdünnungen der chemischen Mittel sind mit reinem Wasser herzustellen; ein Zusatz von Reinigungsmitteln oder ähnlichem hat zu unterbleiben. Werden zur Herstellung der Gebrauchsverdünnungen automatische Desinfektionsmitteldosiergeräte verwendet, so sollen diese die von der Bundesanstalt für Materialprüfung und dem Bundesgesundheitsamt herausgegebene Richtlinie [Bundesgesundheitsblatt 21 (1978) 115–119] erfüllen und geprüft worden sein (s. Anhang zu dieser Liste). Die bei der Prüfung durch die Bundesanstalt für Materialprüfung erteilten Auflagen und Hinweise zum Betrieb sind zu beachten.

Wirkstoff	Name	Wäschedesinfektion		Scheuerdesinfektion		Desinfektion von Ausscheidungen 1 Teil Auswurf oder Stuhl + 2 Teile Gebrauchsverdünnung bzw. 1 Teil Harn + 1 Teil Gebrauchsverdünnung						Wirkungsbereich	Hersteller bzw. Lieferfirma
						Auswurf		Stuhl		Harn			
		Gebrauchsverdünnung [%]	Einwirkungszeit [h]	Gebrauchsverdünnung [%]	Einwirkungszeit [h]	Gebrauchsverdünnung [%]	Einwirkungszeit [h]	Gebrauchsverdünnung [%]	Einwirkungszeit [h]	Gebrauchsverdünnung [%]	Einwirkungszeit [h]		
Phenol oder Phenolderivate	Amocid	1	12	5	6	5	4	5	6	5	2	A	Lysoform
	Amocid 2000	0,5	12	4	4	5	4	5	6	5	2	A	Lysoform
	Bac	1	12	5	4	5	4	5	6	5	2	A	Dr. Bode & Co.
	Bacillotix	1,5	12	6	4	5	4	5	6	5	2	A	Dr. Bode & Co.
	Baktol	1,5	12									A	Dr. Bode & Co.
	Delegol	2	12									A	Bayer
	Gardimid	0,5	12									A	Henkel
	Gevisol	1,5	12	5	4	5	4	5	6	5	2	A	Schülke & Mayr
	Korsyl-Bacillol	1	12									A	Dr. Bode & Co.
	Kresolseifenlösung DAB 6	1,5	12	5	4							A	
	Lysolin	1,5	12									A	Schülke & Mayr
	Neosept	1,5	12									A	Lysoform
	Phenol	1	12	3	2							A	
	Sagrotan			5	4							A	Schülke & Mayr
	Velicin	1,5	12									A	Henkel

Desinfektion

Wirkstoffgruppe	Präparat						AB	Hersteller
Chlor, organische oder anorganische Substanzen mit aktivem Chlor	Aktivin	2		3	2	6	AB	von Heyden
	Chloramin T DAB 8	1,5	12	2,5	2	5	AB	Feldmann Chemie
	Chloramin 80 „Heyden"	2	12	3	2	6	AB	Lysoform, von Heyden
	Clorina „Heyden"	1,5	12	2,5	2	5	AB	
	Steribayrol			1,5	2		AB	Bayrol
Formaldehyd und/oder sonstige Aldehyde bzw. Derivate	Aldasan 2000			4	4		AB	Lysoform
	Aldasan 2000 K			3	4		AB	Lysoform
	Aldehydflächendesinfektion			3	6		AB	Antiseptica
	Aldospray Konz.			3	4		AB	Lysoform
	Bacillocid			6	4		AB	Dr. Bode & Co.
	Buraton 10 F			3	4		AB	Schülke & Mayr
	Buraton 25			3	6		AB	Schülke & Mayr
	Descinit DC Konz.			4	4		AB	Obermark
	Desinfektool HK			3	6		AB	Poolconcept
	Desomed A 2000			3	6		AB	Desomed
	Desozid F			3	6		AB	Wasser-Chemie
	Euroclean			3	6		AB	Euroclean
	Fink-Antisept B			10	4		AB	Fink-Chemie
	Formaldehydlösung DAB 8 (Formalin)	1,5	12	3	4		AB	
	Haka-Flächendesinfektion FD			3	6		AB	Hakawerk
	Hansa-Sept			3	6		AB	Lettermann
	Herold-Dessan			3	6		AB	Franken-Chemie
	Hygan-o-sept			5	4		AB	Hygan
	Incidin GG	2	12	3	4		AB	Henkel
	Incidin-Konzentrat			2	6		AB	Henkel
	Incidin-perfekt	1	12	3	4		AB	Henkel

Desinfektion

Tabelle 3 (Fortsetzung)

Wirkstoff	Name	Wäschedesinfektion		Scheuerdesinfektion		Desinfektion von Ausscheidungen 1 Teil Auswurf + 2 Teile Gebrauchsverdünnung bzw. 1 Teil Harn + 1 Teil Gebrauchsverdünnung						Wirkungsbereich	Hersteller bzw. Lieferfirma
						Auswurf		Stuhl		Harn			
		Gebrauchsverdünnung [%]	Einwirkungszeit [h]	Gebrauchsverdünnung [%]	Einwirkungszeit [h]	Gebrauchsverdünnung [%]	Einwirkungszeit [h]	Gebrauchsverdünnung [%]	Einwirkungszeit [h]	Gebrauchsverdünnung [%]	Einwirkungszeit [h]		
Formaldehyd und/oder sonstige Aldehyde bzw. Derivate	Indultan			4	4							AB	Henkel
	Kohrsolin	2	12	3	4							AB	Dr. Bode & Co.
	Kohrsolin spezial			3	4							AB	Dr. Bode & Co.
	Liposol			3	6							AB	Von der Lippe
	Lysoform	4	12	5	6							AB	Lysoform
	Lysoformin	3	12	5	6							AB	Lysoform
	Lysoformin 2000			4	6							AB	Lysoform
	Melsept			4	6							AB	Braun Melsungen
	Melsept-Rapid			4	4							AB	Braun Melsungen
	Melsitt			10	4							AB	Braun Melsungen
	Nüscosept			5	4							AB	Dr. Nüsken Chemie
	Oldym			3	4							AB	Burnus
	Septanin 0,1			5	4							AB	Schür
	Sporcid			5	4							AB	Fresenius
	Tego 103 F	3	12	3	6							AB	Goldschmidt
	Tegodor			3	6							AB	Goldschmidt
	Tegodor forte			2	4							AB	Goldschmidt
	Teroson GR 1100			3	4							AB	Teroson
	Ultrasol-F			3	4							AB	Fresenius

Amphotensid	Ultrasol-Spezial		5	AB	Fresenius
	Weigosept DF		4	AB	Dr. Weigert
	Witty-WT 2		10 4	AB	Witty-Chemie
	Hansa-2000 G	2		A	Lettermann
	Herold-Desinfektions-mittel	2	12	A	Franken-Chemie
	Tego 103 G	2	12	A	Goldschmidt
	Tego 103 S	2	12	A	Goldschmidt
Lauge	Kalkmilch[a]	20	6	A[a]B	

[a] Unbrauchbar bei Tuberkulose; Bereitung der Kalkmilch: 1 Teil gelöschter Kalk (Kalziumhydroxid) + 3 Teile Wasser.

— Ausnahme: Tägliche Desinfektion der Thermometer und Behälter bei Patienten mit Soorbefall oder infektiösen Erkrankungen der Mundschleimhaut.
— Gemeinschaftsthermometer zur axillaren oder rektalen Messung müssen nach jedem Gebrauch desinfiziert werden.

14 Bettenmachen und Bettendesinfektion

14.1 Allgemeine Gefahren

Beim Bettenmachen können durch Hände und Kleidung des Personals sowie durch Gegenstände, auf denen gebrauchte Wäsche abgelegt wird, Krankheitserreger verbreitet werden. Das ist besonders dann der Fall, wenn die Wäsche mit Blut, Sekret, Eiter, Stuhl oder Erbrochenem kontaminiert ist oder wenn sie von Patienten mit Hautinfektionen stammt.

14.2 Bettenmachen

— Bei Patienten mit Wundinfektionen, Blasenkatheter, intravenöser Therapie oder Infektionen, die durch die Hände übertragen werden können, hygienische Händedesinfektion nach jedem Patientenbett.
— Bei allen anderen Patienten hygienische Händedesinfektion nach jedem Zimmer wünschenswert.
— Bei erhöhter Gefahr durch massive Kontamination (s. oben) Einmalschürze oder Schutzkittel tragen.
— Bettzeug nicht auf den Tisch oder das Nachbarbett legen.
— Gebrauchte Wäsche möglichst unmittelbar im Zimmer in die Wäschesäcke geben.
— Vorzugsweise Wäscheständer mit Deckel benutzen.
— Mit Blut oder anderen Sekreten kontaminierte Bettdecken oder Kissen in die Wäscherei oder zur chemischen Desinfektion geben.

Tabelle 4. Bettendesinfektion. (Nach Heeg)

Anwendbares Desinfektionsverfahren	Bettgestell	Matratze	Decken, Kopfkissen
Wischdesinfektion mit wäßrigen Lösungen	+	+	
Sprühdesinfektion mit alkoholischen Lösungen	(+)		
Desinfizierendes Waschverfahren			(+)
Desinfizierende chemische Reinigung			+
Dampfdesinfektion		+	+

14.3 Reinigen und Beziehen der Betten nach Patientenwechsel

a) *Zentrale Bettenaufbereitung*
Die Aufbereitung der Betten erfolgt am besten in einer sog. Bettenzentrale mit einer „unreinen" und einer „reinen" Seite. Dazwischen liegen die Einrichtungen zur Desinfektion und Reinigung der Betten.

b) *Dezentrale Bettenaufbereitung*
— Bei der dezentralen Bettenaufbereitung ist ein eigener Raum für die Bettendesinfektion vorzusehen.
— Auswaschen der Bettgestelle und Nachttische bei Entlassung der Patienten mit einem Desinfektionsmittel.
— Einsprühen der Matratzen, Decken und Kissen — auf vollständige Benetzung achten — hat im wesentlichen nur eine auf die Oberfläche beschränkte Wirkung.
— Bei starker Kontamination oder Kontamination mit sehr virulenten Keimen Matratzen, Decken und Kopfkissen regelrecht sterilisieren lassen oder, wenn die Füllung der Decken und Kopfkissen es erlaubt, in die Wäscherei geben (Tabelle 4).

15 Raumdesinfektion

Die Raumdesinfektion erfolgt gemäß der Liste des BGA durch Formaldehydverdampfung mit 6stündiger Einwirkungszeit. Sie ist nur dann erforderlich, wenn eine Verbreitung der Erkrankung durch Erreger zu befürchten ist, welche bei der Scheuerdesinfektion nicht erfaßt werden, weil sie an unzugänglichen Stellen haften. In Frage kommen folgende Erkrankungen: Lungentuberkulose, Pneumonie mit Staphylokokken oder Streptokokken der Gruppe A, Diphterie u. a.

— Die Raumdesinfektion von Krankenzimmern oder Operationssälen ist *nicht* erforderlich:
- Routinemäßig in gewissen Zeitabständen.
- Nach einem Existus, wenn keine Infektionskrankheit vorlag, die eine Raumdesinfektion erfordert.
- Nach den üblichen Wundinfektionen.
- Bei Hepatitis A, B, non-A-non-B, Parathypus, Typhus, Wundinfektionen mit Streptokokken oder Staphylokokken u. a. genügt eine Scheuerdesinfektion.
- Der Raumdesinfektion geht immer eine Scheuerdesinfektion voraus.

16 Maßnahmen im Operationsraum nach septischen Operationen

1. Vorhersehbare septische Operationen nach Möglichkeit am *Ende* des Operationsprogrammes einplanen.
2. Ist eine Operation unerwartet „septisch" (Eiter im Operationsgebiet), so können anschließend in demselben Raum weitere Operationen stattfinden, wenn folgende Maßnahmen eingehalten werden:

- Ärzte und Schwestern müssen nach beendeter Operation die gesamte Operationskleidung wechseln (nicht nur sterile Kittel).
- Operationskittel und -schuhe bereits im OP ablegen.
- Erneute chirurgische Händedesinfektion.
- Operationstisch und Instrumententisch mit Flächendesinfektionsmittel und einem Einmallappen abwaschen oder absprühen.
- Boden mit Desinfektionsmittel naß wischen. Aufnehmer in die Wäsche geben.
- Wäsche und Einmalmaterial in speziell dafür vorgesehene Säcke geben.
3. In einem sog. septischen Operationsraum gelten die gleichen Anforderungen an die Sterilität wie bei aseptischen Operationen. Das Ziel ist, einerseits die septische Wunde vor Superinfektionen zu schützen und andererseits die Keimverbreitung aus dem septischen Raum zu verhindern.

Außerdem ist zu beachten:
- Schutzkittel und Handschuhe tragen beim Umlagern der Patienten, sowie beim Umgang mit infizierten Instrumenten und infektiösem Material.
- Nicht mit infizierten Handschuhen Nahtmaterial, Sterilgut und Medikamente holen oder Infusionen, Spritzen, Venen und Blasenkatheter sowie Krankenblätter und Röntgenbilder anfassen.
- Instrumente sofort nach Gebrauch in Desinfektionslösung legen.
- Saugerglas mit Inhalt desinfizieren; Flüssigkeitsmenge beachten (vgl. Tabelle 3).
- Operationspräparate zur pathologischen Untersuchung in geschlossenen Gefäßen transportieren.
- Abstrichröhrchen für bakteriologische Untersuchung außen nicht kontaminieren oder in verschlossenen Klarsichtbeutel transportieren (Kontamination kennzeichnen!).

17 Maßnahmen bei Staphylococcus-aureus-Infektionen bei Wöchnerinnen und/oder Neugeborenen
(s. auch Tabelle 5, Seite 26)

- Erkrankte Mütter und Kinder möglichst nicht mit Gesunden zusammen in ein Zimmer legen.
- Konsequente Einhaltung der hygienischen Händedesinfektion beim Kontakt mit Mutter oder Kind und beim Verlassen des Zimmers.
- Diese Maßnahme betrifft nicht nur die Schwestern, sondern das gesamte Personal, sowie Besucher.
- Bei Entlassung von Mutter und Kind Scheuerdesinfektion des Zimmers.
- Vergleiche auch Kap. 22.

18 Reinigung von Sitzbadewannen

- Nach jedem Sitzbad der Patientin die Badewanne gründlich mit einem Einmallappen und einem desinfizierenden Pulver reinigen.
- Wanne anschließend mit Leitungswasser nachspülen.
- Lappen wegwerfen.
- Stöpsel der Badewanne nach jedem Sitzbad desinfizieren.
- Nach der Desinfektion Stöpsel mit Leitungswasser abspülen.

19 Umgang mit Zytostatika

Es gibt bisher keine sicheren Hinweise dafür, daß der Umgang mit Zytostatika gefährlich ist. Spät auftretende Schäden sind heute jedoch noch nicht auszuschließen. Folgende Empfehlungen sind als reine Vorsichtsmaßnahme zu verstehen:

1. Beim Auflösen und Umfüllen sämtlicher Zytostatika Handschuhe aus Polyvinylchlorid (nicht Polyäthylen) tragen.

2. Das Tragen einer Schutzbrille beim Auflösen und Umfüllen von Zytostatika ist anzuraten. Besonders wichtig ist dies bei:
Actinomycin D (Lyovac-Cosmegin),
Adriamycin (Adriblastin),
Bleomycin,
Daunorubicin (Daunoblastin),
Mithramycin (D),
Vinblastin (Velbe),
Vincristin,
Vindesin (Eldisine).
3. Auf Haut oder Schleimhäute gelangte Lösung eines Zytostatikums sofort mit reichlich Wasser abspülen.
4. Abfälle (auch Wischtücher) zur Entsorgung in geschlossenen Behältern aufbewahren.

20 Gemischte Belegung mit gynäkologischen Patientinnen, geburtshilflichen Patientinnen und Wöchnerinnen

— Aus hygienischer Sicht besteht kein Grund, Wöchnerinnen und nichtinfizierte gynäkologische Patientinnen nicht in derselben Pflegeeinheit (Station) unterzubringen. Besondere Maßnahmen, z. B. getrennte sanitäre Einrichtungen o. ä., sind nicht erforderlich. Bei der gemischten Belegung ist bisher kein Anstieg krankenhauserworbener Infektionen beobachtet worden.
— Existieren in einer geburtshilflich-gynäkologischen Abteilung mehrere Stationen oder Pflegeeinheiten, so ist es aus organisatorischen und arbeitstechnischen Gründen sinnvoll, Wöchnerinnen in einer Einheit zusammenzufassen.
— Wegen ihres sehr unterschiedlichen Tagesablaufs ist es angebracht, Wöchnerinnen und gynäkologische Patientinnen in getrennten Zimmern unterzubringen.

21 Besucherregelung auf der Wochenstation

— Allgemein anerkannte Vorschriften über Besucherregelung auf Wochenstationen einschließlich des „rooming-in" existieren nicht.
— Die allenthalben erfolgte Liberalisierung der Besucherregelung hat nicht zum Anstieg von Wochenbettinfektionen geführt.
— Wegen der erhöhten Infektionsanfälligkeit Neugeborener sollten Personen mit manifesten Infektionen Wöchnerinnen nicht besuchen oder zumindest entsprechende Schutzmaßnahmen einhalten: Mundschutz bei grippalen Infekten, Händedesinfektion bei eiternden Wunden, Abszessen etc.
— Kleinkinder sollten wegen der Gefahr der Übertragung von Kinderkrankheiten von der Wochenstation ferngehalten werden. Aus den obengenannten Gründen ist diese Forderung heute nicht mehr aufrechtzuerhalten.

22 Isoliermaßnahmen bei Wöchnerinnen und Neugeborenen

22.1 Definition der Isoliermaßnahmen

1. Strikte Isolierung

Räumliche Bedingungen:	• Einzelzimmer.
	• Türe stets geschlossen.
	• Patient darf Zimmer nicht verlassen.
	• Kein Eintritt ohne vorherige Anmeldung auf Station.
Vor Betreten des Zimmers:	• Händedesinfektion, Kleidungswechsel, Kopfbedeckung, Maske, Überschuhe.
Im Zimmer:	• Einmalhandschuhe bei direktem und indirektem Kontakt mit Patienten.

Vor Verlassen des Zimmers:	• Schutzkleidung ablegen (infizierter Müll bzw. Wäsche!), • nicht desinfizierte Entsorgungsgüter (Instrumente, Wäsche, Geschirr, Müll etc.) nur in dichter Verpackung zur Dekontamination geben (Desinfektion, Sterilisation, Verbrennung) • Händedesinfektion.

2. Standardisolierung bei aerogen übertragbaren Infektionen („Standardisolierung Respirationstrakt")

Räumliche Bedingungen:	wie unter 1 (strikte Isolierung).
Vor Betreten des Zimmers:	wie unter 1.
Im Zimmer:	Einmalhandschuhe bei Kontakt mit infizierten Körperregionen, Sekreten und Exkreten; ggf. Maske für den Patienten bei Anwesenheit von Personal und Besuchern (Tbc).
Vor Verlassen des Zimmers:	wie unter 1.

3. Standardisolierung bei Darminfektionen („Standardisolierung Fäzes")

Räumliche Bedingungen:	separate Toiletten.
Vor Betreten des Zimmers:	Schutzkittel bei direktem Personalkontakt.
Im Zimmer:	Einmalhandschuhe bei Kontakt mit infizierten Körperregionen, Sekreten und Exkreten.
Vor Verlassen des Zimmers:	wie unter 1.

4. Standardisolierung bei Wund- und Hautinfektionen („Standardisolierung Wunden")

Räumliche Bedingungen:	Einzelzimmer wünschenswert.
Vor Betreten des Zimmers:	Schutzkittel bei direktem Patientenkontakt.
Im Zimmer:	Einmalhandschuhe bei Kontakt mit infizierten Körperregionen, Sekreten und Exkreten.
Vor Verlassen des Zimmers:	wie unter 1.

5. Protektive Isolierung („Schutzisolierung")

Räumliche Bedingungen:	Einzelzimmer wie unter 1. Vor Belegung des Zimmers Raumdesinfektion (Scheuer- und Sprühdesinfektion)
Vor Betreten des Zimmers:	• Händedesinfektion, sterilisierte Überbekleidung oder Einmalkleidung, Kopfbedeckung, Maske, Überschuhe. • Pflegeutensilien, Wäsche, Betten, Bücher, Spielzeug, ggf. auch Nahrung müssen entsprechend der notwendigen Isolierung desinfiziert oder sterilisiert sein.
Im Zimmer:	sterile Handschuhe bei Patientenkontakt.
Nach Verlassen des Zimmers:	Für Entsorgungsgüter sind in der Regel keine besonderen Vorsichtsmaßnahmen erforderlich.

22.2 Maßnahmen bei verschiedenen Erkrankungen

Spezielle Isoliermaßnahmen für die Geburtshilfe fehlen bei allen offiziellen Regelungen oder sind sehr lückenhaft. Deshalb werden in Tabelle 5 kürzlich veröffentlichte Richtlinien von Isoliermaßnahmen für Wöchnerinnen und Neugeborene einer amerikanischen Klinik wiedergegeben. Sie berücksichtigen neuere Erkenntnisse über Infektionen mit Hepatitis-B-Virus, Chlamydien, B-Streptokokken und Herpesvirus, korrigieren überholte Maßnahmen, die v. a. vom fast ausgestorbenen Kindbettfieber durch Streptokokken der Gruppe A stammen, und tragen dem heute stärkeren Bedürfnis nach intensiverem Kontakt zwischen Eltern und Neugeborenen Rechnung.

Tabelle 5. Richtlinien für Isoliermaßnahmen bei Wöchnerinnen und Neugeborenen

Infektion (1)	Isolierung der Mutter (2)	Isolierung des Neugeborenen (3)	Mutter-Kind-Kontakt (4)	Stillen (5)	Erläuterungen (6)
Amnionitis	∅	∅	Wenn Temperatur der Mutter 24 h < 38,5°	Wie Spalte 4[b]	
Atemweginfektion der Mutter	∅	∅	Mit Tragen von Mundschutz	Wie Spalte 4	
Chlamydien					
– Mutter als Trägerin	∅	∅	Erlaubt	Erlaubt	
– Neugeborenes: Konjunktivitis und/oder Pneumonie	∅	∅	Erlaubt	Erlaubt	
Durchfall					
– Mutter:					
a) Infektiöse Ursache (auch Verdacht)	Standardisolierung „Fäzes" (s. Spalte 6)	Standardisolierung „Fäzes" während Inkubationszeit	Standardisolierung „Fäzes"[b]	Nachdem Mutter symptomfrei[b]	Standardisolierung „Fäzes", während Stuhlkulturen positiv und Symptome vorhanden
b) Durch Antibiotika bedingt	Standardisolierung „Fäzes" (s. Spalte 6)	∅	Standardisolierung „Fäzes"[b]	Nachdem Mutter symptomfrei[b]	Standardisolierung „Fäzes", wenn und solange Clostridium-difficile-Toxin nachgewiesen oder Symptome vorhanden
– Neugeborenes: infektiöse Ursache (auch Verdacht)	∅	Standardisolierung „Fäzes"	Im Kinderzimmer unter Standardisolierung „Fäzes"	Nachdem orale Ernährung möglich ist	Standardisolierung „Fäzes", solange Kulturen positiv oder Symptome vorhanden. Wenn Fälle sich häufen, Kohortsystem der betroffenen Kinder

Richtlinien für Isoliermaßnahmen

Endometritis	∅	∅	Nachdem Temperatur der Mutter 24 h < 38,5°[b]	Wie Spalte 4[b]	Wannenbad nur in Einzelzimmern
Enterovirusinfektionen					
– Mutter	∅	Standardisolierung „Fäzes" während der Inkubationszeit	Erlaubt	Nachdem Mutter symptomfrei	
– Neugeborenes	∅	Standardisolierung „Fäzes" während Hospitalisation	Im Kinderzimmer mit Standardisolierung „Fäzes"	Erlaubt	
Gonorrhö					
– Mutter unbehandelt oder ≤ 24 h nach Behandlungsbeginn	∅	∅	Nach 24 h einer adäquaten Behandlung	Wie Spalte 4	Kind prophylaktisch mit 50000 E Penizillin G (20000 E bei untergewichtigen Kindern) behandeln
– Neugeborenes: Konjunktivitis oder Kopfschwartenabszeß	∅	Standardisolierung „Wunde" bis nach 24 h einer adäquaten Behandlung	Erlaubt	Erlaubt	Bakteriologische Kultur und Behandlung der Eltern vor Entlassung des Kindes
Harnweginfektion					
Mutter	∅	∅	Erlaubt	Erlaubt	

Tabelle 5 (Fortsetzung)

Infektion (1)	Isolierung der Mutter (2)	Isolierung des Neugeborenen (3)	Mutter-Kind-Kontakt (4)	Stillen (5)	Erläuterungen (6)
Hepatitis					
– Mutter, Typ A	Standardisolierung „Fäzes"	∅	Nach Immunglobulinprophylaxe beim Kind[b]	Wie Spalte 4[b]	Standardisolierung „Fäzes" bei Mutter, bis Leberwerte normal, anschließend Immunglobulin für das Kind
Typ B akut	Blut infektiös; Handschuhe (keine Isolierung, s. Spalte 6)	∅	Nach I. Immunglobulindosis	Nicht erlaubt	HB-Immunglobulin für das Kind; Wiederholung nach 3 und 6 Monaten; weiterhin Blut infektiös, bis Mutter HBsAg-negativ und HBsAg-positiv
Typ B, chronisch Antigenträger (HBsAg-positiv)	Blut infektiös (Handschuhe für die Dauer der Hospitalisierung)	∅	Nach I. Immunglobulindosis[b]	Wie Spalte 4[b]	HB-Immunglobulin für das Kind; nach 6 Monaten nicht mehr stillen
Typ unbekannt oder non-A-non-B	Standardisolierung „Fäzes", Blut infektiös (s. Spalte 6)	∅	Standardisolierung „Fäzes"[b]	Nicht erlaubt	Immunglobulin oder HB-Immunglobulin für das Kind? Blut infektiös und Standardisolierung „Fäzes" der Mutter, bis Leberwerte normal
Herpes simplex					
– Mutter:					
a) Herpes genitalis – Kaiserschnitt	∅[a]	∅	Erlaubt[b]	Erlaubt[b]	Wannenbad nur in Einzelzimmern. Wenn Blasensprung mehr als 6 h vor Kaiserschnitt, Kind wie bei vaginaler Entbindung isolieren
– Vaginale Entbindung	∅[a]	Standardisolierung „Wunde" während der Inkubationszeit	Im Kinderzimmer Standardisolierung „Wunde"[b]	Erlaubt[b]	Wannenbad nur im Einzelzimmer

Richtlinien für Isoliermaßnahmen

b) Herpes labialis oder auf der Haut	∅[a]	Erlaubt[b]	Erlaubt[b]	Bei Herpes labialis Mundschutz für Mutter und Kind, nicht küssen; bei herpitischen Panaritium Handschuhe, andere Herpesherde auf der Haut trocken abdecken; bei Herpesherden an der Brust nicht stillen
– Neugeborenes	∅	Strikte Isolierung für Dauer der Erkrankung	Im Kinderzimmer bei strikter Isolierung	Nicht erlaubt
Herpes zoster				
– Mutter	Standardisolierung „Wunde" (s. Spalte 6)	∅	Nachdem Exanthem verkrustet ist	Wie Spalte 4	Standardisolierung „Wunde", bis Ausschlag verkrustet; empfängliches Personal fernhalten; disseminierte Erkrankung erfordert strikte Isolierung (hinsichtlich Varizellen-Zoster-Immunglobulin s. unter „Windpocken")
Influenza				
– Mutter	Standardisolierung „Respirationstrakt" während Dauer der Erkrankung	∅	Wenn Temperatur 48 h < 38,5°	Wie Spalte 4	Bei gehäuftem Auftreten von Influenza jede fieberhafte Atemwegerkrankung als solche betrachten
– Neugeborenes	∅	Standardisolierung „Wunde" für Dauer der Erkrankung	Im Kinderzimmer Standardisolierung „Wunde"	Erlaubt	

Tabelle 5 (Fortsetzung)

Infektion (1)	Isolierung der Mutter (2)	Isolierung des Neugeborenen (3)	Mutter-Kind-Kontakt (4)	Stillen (5)	Erläuterungen (6)
Infektionen mit antibiotikaresistenten Keimen					
– Mutter	Standardisolierung „Wunde" während Hospitalisierung	∅	Erlaubt	Erlaubt	Darunter auch oxacillinresistente Staphylococcus-aureus-Stämme sowie aminoglykosidresistente Enterobakterien und Pseudomonas aeruginosa von Hautinfektionen und infizierten Wunden
– Neugeborenes	∅	Standardisolierung „Wunde" während Hospitalisierung	Erlaubt	Erlaubt	
Kongenitale Infektionen unbekannter Ursache	∅	Strikte Isolierung während Hospitalisierung	Isolierzimmer	Erlaubt	Kein Kontakt von schwangerem Personal mit Neugeborenem. Sobald Ätiologie geklärt, s. entsprechende Rubrik. Wenn Syphilis und Röteln ausgeschlossen sind, Isolierung aufheben
Listeriose					
– Mutter	∅	∅	Erlaubt	Erlaubt	
– Neugeborenes	∅	∅	Erlaubt	Erlaubt	
Lues					
– Mutter: Schleimhaut	Standardisolierung „Wunde", Blut infektiös bis nach 24 h adäquater Therapie	Blut infektiös bis nach 24 h adäquater Therapie	Nach 24 h adäquater Therapie	Wie Spalte 4	

– Neugeborenes:				
a) Schleimhaut	Blut infektiös bis nach 24 h adäquater Therapie	Standardisolierung „Wunde" und wie Spalte 2	Nach 24 h adäquater Therapie	Wie Spalte 4
b) Seropositiv, keine Erscheinungen	Blut infektiös bis nach 24 h adäquater Therapie	Wie Spalte 2	Erlaubt	Erlaubt
Lungentuberkulose				
Mutter				
– bei positivem Hauttest, symptomfrei	∅	∅	Erlaubt	Erlaubt Lungenaufnahme bei Konversion des Hauttests in den letzten 2 Jahren
– Lungentuberkulose unter effektiver Behandlung	∅	∅	Erlaubt	Erlaubt
– Lungentuberkulose bei nichteffektiver Behandlung	Standardisolierung „Respirationstrakt" (s. Spalte 6)	∅	Nach adäquater Behandlung von mindestens 2 Wochen	Wie Spalte 4 BCG-Schutzimpfung oder Isoniazidbehandlung des Kindes erwägen. Isolierung „Respirationstrakt" bis Mutter 2 Wochen unter effektiver Behandlung
Respiratory-syncytial-Virus-Erkrankung des Neugeborenen	∅	Standardisolierung „Wunde" während Erkrankung	Im Kinderzimmer unter Standardisolierung, „Wunde"	Erlaubt

Tabelle 5 (Fortsetzung)

Infektion (1)	Isolierung der Mutter (2)	Isolierung des Neugeborenen (3)	Mutter-Kind-Kontakt (4)	Stillen (5)	Erläuterungen (6)
Röteln					
– Mutter	Standardisolierung „Respirationstrakt" (s. Spalte 6)	∅	Nach Abklingen des Exanthems	Wie Spalte 4	Standardisolierung „Respirationstrakt" bis Exanthem abklingt; empfängliches Personal fernhalten
– Neugeborenes (kongenital)	∅	Strikte Isolierung während Hospitalisierung	Im Kinderzimmer bei strikter Isolierung	Erlaubt	Kinder mit kongenitaler Infektion können Virus bis zu 2 Jahren streuen. Empfängliche Personen fernhalten
Rotavirusinfektion: s. Durchfallerkrankung					
Salmonellen- und Shigelleninfektion: s. Durchfallerkrankung					
Staphylokokkeninfektionen					
– Mutter:					
a) Mastitis	∅[a]	∅	Erlaubt[b]	An nicht betroffener Brust[b]	
b) Wundinfektionen, eiternde Abszesse, toxisches Schocksyndrom	Standardisolierung „Wunde" während Erkrankung oder Eiterabsonderung	∅	Nach 48 h adäquater Therapie[b]	Wie Spalte 4	Mutter-Kind-Kontakt nur wenn Eiterherde mit Verband vollständig verschlossen sind

Richtlinien für Isoliermaßnahmen

– Neugeborenes:				
a) Lungenentzündung	∅	Strikte Isolierung während der Erkrankung	Im Kinderzimmer bei strikter Isolierung	Nicht erlaubt
b) Hautinfektionen	∅	Standardisolierung „Wunde" während Erkrankung	Im Kinderzimmer mit Standardisolierung „Wunde"	Erlaubt	Ausgedehnte und eiternde Hautinfektionen erfordern strikte Isolierung und zeitweiliges Stillverbot. Bei gehäuftem Auftreten Kohortsystem infizierter Kinder und Baden mit 3% Hexachlorophen bei Aufnahme
Streptokokkeninfektionen Gruppe A				
– Mutter:				
a) Endometritis oder Wundinfektionen	Standardisolierung „Wunde" für die Dauer der Erkrankung	Standardisolierung „Wunde" während Inkubationszeit	Erlaubt nach 48 h adäquater Therapie [b]	Wie Spalte 4
b) Pharyngitis	Standardisolierung „Wunde" bis nach 24 h adäquater Therapie	∅	Erlaubt nach 48 h adäquater Therapie [b]	Wie Spalte 4
– Neugeborenes: Nabelentzündung	∅	Standardisolierung „Wunde" für die Dauer der Erkrankung	Im Kinderzimmer Standardisolierung „Wunde"	Nach 48 h adäquater Therapie

Maßnahmen bei Staphylococcus-aureus-Infektionen

Tabelle 5 (Fortsetzung)

Infektion (1)	Isolierung der Mutter (2)	Isolierung des Neugeborenen (3)	Mutter-Kind-Kontakt (4)	Stillen (5)	Erläuterungen (6)
Streptokokkeninfektionen Gruppe B					
– Mutter:					
a) Besiedlung	ø		Erlaubt	Erlaubt	
b) Endometritis: s. „Endometritis"					
– Neugeborenes:					
a) Besiedlung	ø	ø	Erlaubt	Erlaubt	
b) Sepsis oder Meningitis	ø	ø	Erlaubt	Erlaubt	Wenn Fälle sich häufen Standardisolierung „Wunde" und Kohortsystem für infizierte und besiedelte Kinder
Toxic-shock-Syndrom: s. Staphylokokkeninfektionen					
Toxoplasmose Mutter/Neugeborenes	ø	ø	Erlaubt	Erlaubt	
Varizellen: s. Windpocken					

Richtlinien für Isoliermaßnahmen

				Bemerkungen
– Mutter	Strikte Isolierung: s. Spalte 6	Nachdem Exanthem der Mutter verkrustet	Wie Spalte 4	Varizellen-Zoster-Immunglobulin für das Kind, wenn Beginn der mütterlichen Erkrankung <5 Tage vor der Geburt oder während 48 h nach der Geburt; strikte Isolierung der Mutter bis Exanthem verkrustet. Empfängliches Personal fernhalten
– Neugeborenes	∅	Isolierzimmer	Erlaubt	Strikte Isolierung bis Exanthem verkrustet. Empfängliches Personal fernhalten
Wundinfektionen				
– Mutter	Standardisolierung „Wunde" für die Dauer der Erkrankung	Nachdem Temperatur 24 h ≤ 38,5°[b]	Wie Spalte 4	Siehe „Streptokokkenerkrankungen Gruppe A", „Staphylokokkenerkrankung" oder „Gonorrhö", wenn diese Keime vermutet oder nachgewiesen werden. Kleinere Infektionen, wie infizierte Stichkanäle, erfordern keine Isoliermaßnahmen. Seröse Absonderungen aus Nabel, Zirkumzisionswunde oder Wunde der Kopfschwartenelektrode sollten bakteriologisch untersucht werden. Sie erfordern keine Isolierung, wenn keine klinisch manifeste Infektion daraus entsteht
– Neugeborenes	∅	Im Kinderzimmer mit Standardisolierung „Wunde"	Wie Spalte 4	
Zytomegalie Mutter/Neugeborenes	∅	Erlaubt	Erlaubt	Stillverbot bei akutem Zytomegaliesyndrom der Mutter: kein Kontakt von schwangerem Personal mit Mutter und Kind

[a] Ausfluß oder infizierte Hautpartien sollten mit sauberen trockenen Kompressen oder Vorlagen abgedeckt werden. Das Pflegepersonal sollte beim Versorgen beschmutzter Kompressen und Vorlagen Handschuhe tragen.
[b] Frischer Schutzkittel (und sorgfältiges Händewaschen) für die Mutter vor Kontakt mit dem Neugeborenen.

Literatur

1. Adam W (1983) Sterilisation. In: Thofern E, Botzenhart K (Hrsg) Hygiene und Infektionen im Krankenhaus. Fischer, Stuttgart New York
2. Bennett JV, Brachman PS (Hrsg) (1979) Hospital Infections. Little Brown and Co, Boston
3. Bundesgesundheitsamt (Hrsg) (1984) Liste der vom Bundesgesundheitsamt geprüften und anerkannten Desinfektionsmittel und -verfahren. Bundesgesundheitsbl 27:82–91
4. Burkhardt F, Steuer W (Hrsg) (1980) Infektionsprophylaxe im Krankenhaus, Leitfaden für Pflegeberufe. Thieme, Stuttgart New York
5. Castle M (1980) Hospital Infection Control; Principles and Practice. Wiley & Sons, New York Chichester Brisbane Toronto
6. Centers for Disease Control (1981) Guidelines for prevention of catheter-associated urinary tract infections. Infect Control 2:5
7. Centers for Disease Control (1983) Guideline for Hospital Environmental Control (Parts I and II combined). Am J Infect Control 11:97–115
8. Centers for Disease Control (1983) Guideline for Isolation Precautions in Hospitals. Infect Control 4:245–325
9. Daschner F (1980) Infektionskontrolle in Klinik und Praxis. Witzstrock, Baden-Baden Köln New York
10. Daschner F (1981) Hygiene auf Intensivstationen. Springer, Berlin Heidelberg New York
11. Daschner (1984) Infectious hazards in rooming-in system. J Perinat Med 12:3–6
12. Gierhake FW (1983) Krankenhaushygiene. Kohlhammer Studienbücher, Stuttgart
13. Heeg P (1984) Bettenaufbereitung. Hygiene-Information; hrsg. vom Hygienebeauftragten des Universitätsklinikums Tübingen 6: Februar 1984
14. Klimek J, Burchell RC, Russo JN II, Shea P, Weir B, Quintiliani R (1977) Safety and Efficacy of Combining Obstetric and Noninfectious Gynecologic Hospital Patients. Obstet Gynecol 50:431–434
15. Most E, Hafemann D (1984) Kompendium der Verbandlehre. Stuttgart, Thieme
16. Thofern E (1983) Desinfektionsmaßnahmen bei Tuberkulose. In: Thofern E, Botzenhardt K (Hrsg) Hygiene und Infektionen im Krankenhaus. Fischer, Stuttgart New York
17. Weinstein RA, Boyer KM, Linn ES (1983) Isolation Guidelines for Obstetric Patients and Newborn Infants. Am J Obstet Gynecol 146:353–360

Sachverzeichnis

Abspülen von Wöchnerinnen 15
Aldehyde 19 f.
Alkohole 8
Amnionitis 27
Amphotensid 21
Antibiotikaresistente Keime 31
Atemweginfektionen 27, 30
Ausscheidungen, Desinfektion von 18 ff.

Bakterien 1
– aerobe, anaerobe 3
– antibiotikaresistente 31
– Arten 1, 3
– Einteilung 1
– fakultativ pathogene 4
– grampositive, gramnegative 3
– Kokken und Stäbchen 2, 4
– pathogene, apathogene 4
– Vermehrung 1
Bakterienflora, körpereigene 4
– Darmtrakt 4
– Genitaltrakt 4
– Haut 4
– Respirationstrakt 4
Bakterienzelle, Aufbau 1 f.
BCG-Schutzimpfung 32
Besucherregelung bei Wöchnerinnen 24
Bettenaufbereitung 22
Bettendesinfektion 21
Bettenmachen 21 f.

Chlor 19
Chromosomen 1 f.

Dampfdesinfektion 22
Dampfsterilisation 16 f.
Dauerkatheter s. Verweilkatheter
Depilation 15
Desinfektion 16 ff.
Desinfektionsmittel 8, 16, 18 ff., 23
– alkoholische 8, 12
– Anwendungsmenge 8

– Dosiergeräte 18
– Einwirkungszeit 8, 18 ff., 22
– Hersteller 8, 18 ff.
– Konzentration 18 ff.
– Schleimhautdesinfiziens 10, 15
– Verdünnung 18 ff.
– von Instrumenten 13, 16
– Wirkungsbereich 8, 18 ff.
Desinfektionsspray 13
Drainagen 6, 13
Durchfallerkrankungen 27, 33

Einmalhandschuhe 9, 24, 25, 30
Einmalrasierapparat 15
Einmalschürze 21
Endometritis 28
Enterovirusinfektionen 28
Enthaarungscreme 15

Fieberthermometer 17
Formaldehyd 19 f.

Gemischte Belegung 24
Gonorrhö 28

Haare, Entfernung der 15
Halogene 8
Hand
– Infektionen 9
– Noninfektion 9
Handschuhe 9, 12, 24, 25, 30
– sterile 9
– s. auch Einmalhandschuhe
Handschuhwechsel 12
Händedesinfektion 7
– chirurgische 7 f., 23
– hygienische 7 f., 13, 21, 23
Händewaschen 7, 36
Harn, Desinfektion von 18 ff.
Harnweginfektionen 5, 9, 28
– Verhüten 10
– Verweilkatheter 9

Sachverzeichnis

Hautflora 4
- residente 4, 9
- transiente 4, 7, 9
Heißluftsterilisation 16 f.
Hepatitis 29
Herpes
- simplex 29
- labialis 30
- zoster 30

Immunglobuline 29
Infektionen
- endogene 5
- exogene 5
- kongenitale 31, 33
- mit antibiotikaresistenten Keimen 31
Influenza 30
Infusionslösungen 14
Intravenöse Therapie 13
Intravenöser Zugang 13 ff.
- Anlegen 13
- Entfernen 14
- Pflege 14
Isoliermaßnahmen 25 ff.
- Definition 25
- Neugeborene 25 ff.
- Richtlinien 25 ff.
- Wöchnerinnen 25 ff.

Katheterisieren 10
- Einmalkatheter 10
- Material 10
- Technik 10
Kathetersepsis 14
Keime s. Bakterien
Keimvermehrung 14
Kohortsystem 27, 34, 35
Kokken s. Bakterien
Krankenhausinfektionen 5, 24
- Infektionskeime, Herkunft 5
- Infektionswege 5
- Keimquellen 5
Kreuzinfektionen 5, 7, 12

Lauge 21
Listeriose 31
Lues 31

Mastitis 33
Mikrobiologie 1
Mittelstrahlurin 12
Mutter-Kind-Kontakt 27 ff.

Nabelentzündung 34
Nosokomiale Infektionen
- s. Krankenhausinfektionen 5

Operationswunden 5 f., 12
- infizierte 12
- nicht infizierte 12
- Luftkeime 12
- Verbinden von 12

Phenole 18
Polyvidon-Jod-Lösung 10

Rasieren 15
Raumdesinfektion 22
Respiratory syncytial virus-Infektion 32
Rotavirusinfektion 33
Röteln 32

Salmonelleninfektion 33
Scheuerdesinfektion 18 ff., 22
Schleimhautdesinfiziens 10, 15
Schutzisolierung 25
Septische Operationen 22
Shigelleninfektion 33
Sitzbadewannen, Reinigung von 24
Sprühdesinfektion 22
Sputum, Desinfektion von 18 ff.
Stäbchen s. Bakterien
Standardisolierung 25
- Fäzes 25, 27, 28, 29
- Respirationstrakt 25, 30, 32, 33
- Wunde 25, 28, 29, 30, 31, 32, 33, 34, 36
Staphylokokkeninfektion 23, 33
Sterilisation 16 ff.
Sterilisiergut 17
Sterilisierzeit 17
Stillen 27 ff.
Streptokokkeninfektion 34
- Gruppe B 35
Stuhl
- Desinfektion von 18 ff.
- Standisolierung Fäzes 25, 27, 28, 29

Toxic shock-Syndrom 35
Toxoplasmose 35
Tröpfcheninfektion 12
Tuberkulose 21 f., 32

Urinableitungssystem 9
- geschlossenes 9 f.

Sachverzeichnis

Varizellen s. Windpocken
Verbandwagen 12
Verbandwechsel 12, 14
Verweilkatheter 9 f.
– Entfernen 11
– Material 10
– Pflege 11

Wäschedesinfektion 18 ff.
Windpocken 36
Wischdesinfektion 22

Wochenbett 15
Wochenfluß 15
Wöchnerinnen 15
– Abspülen von 15
– Besucherregelung von 24
Wundinfektionen 12, 15, 36

Zentralvenenkatheter 13
Zytomegalie 36
Zytostatika 24

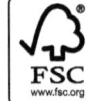

MIX
Papier aus verantwortungsvollen Quellen
Paper from responsible sources
FSC® C105338

If you have any concerns about our products,
you can contact us on
ProductSafety@springernature.com

In case Publisher is established outside the EU,
the EU authorized representative is:
**Springer Nature Customer Service Center GmbH
Europaplatz 3, 69115 Heidelberg, Germany**

Printed by Libri Plureos GmbH
in Hamburg, Germany